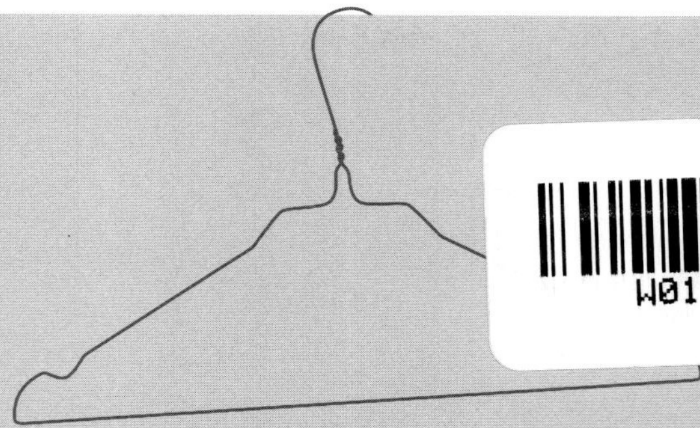

MINIMAL FASHION

Den eigenen Stil finden, Kleidung bewusst einkaufen und clever kombinieren

MINIMAL FASHION

Den eigenen Stil finden, Kleidung bewusst einkaufen und clever kombinieren

VON DEN JAN 'N JUNE
GRÜNDERINNEN
ANNA BRONOWSKI
JULIANA HOLTZHEIMER

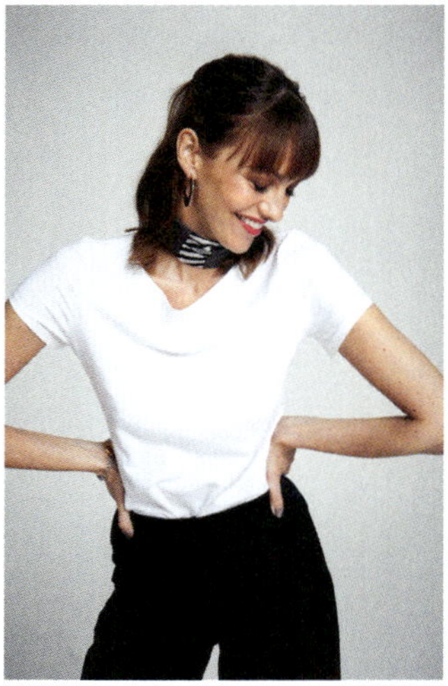
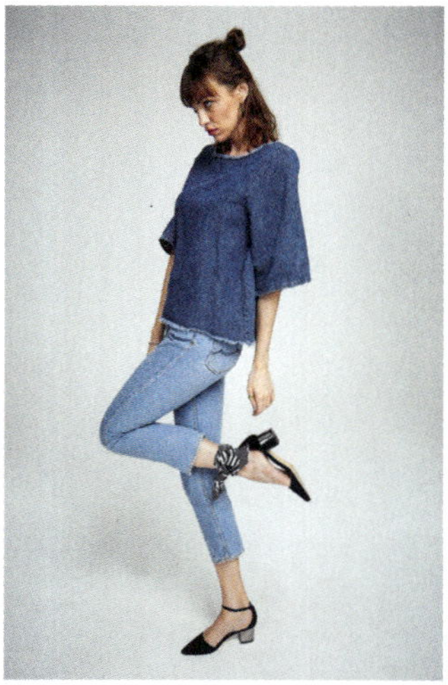
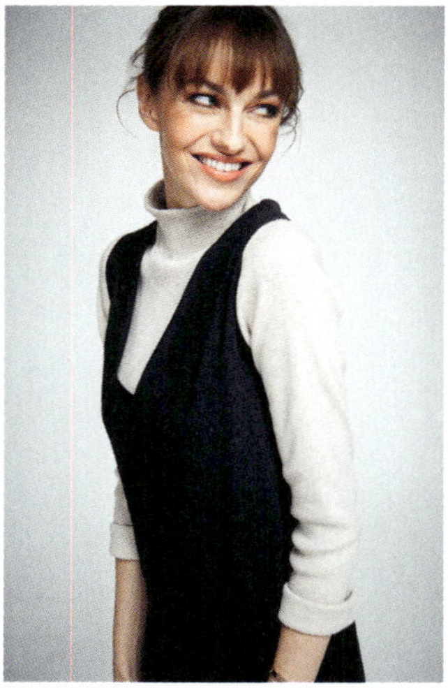
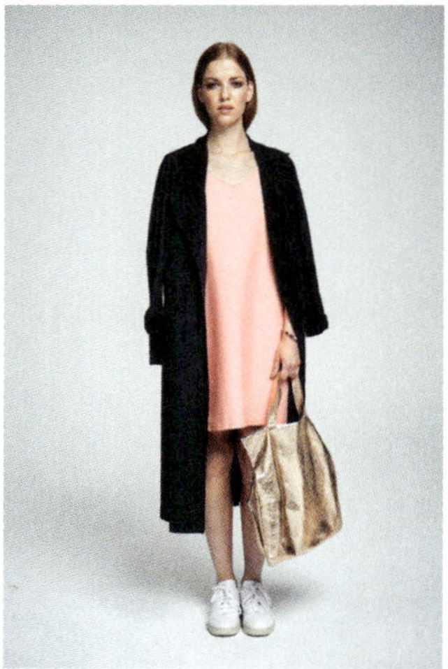
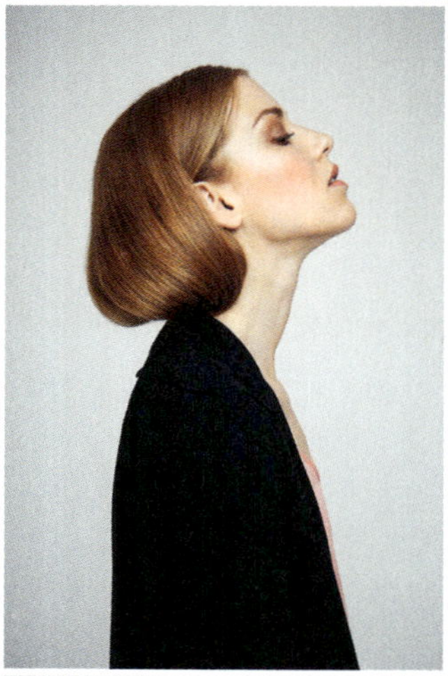
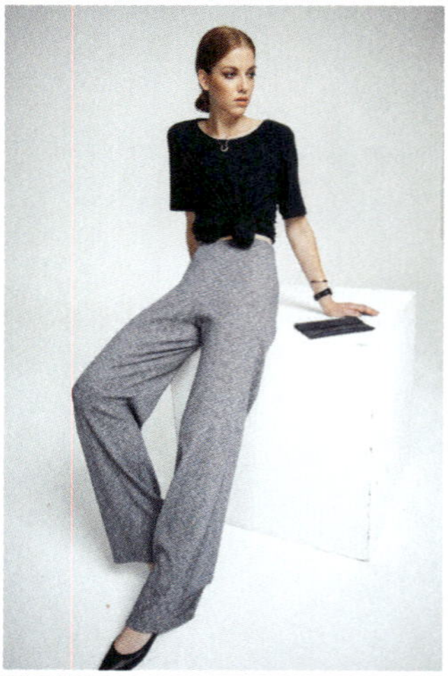
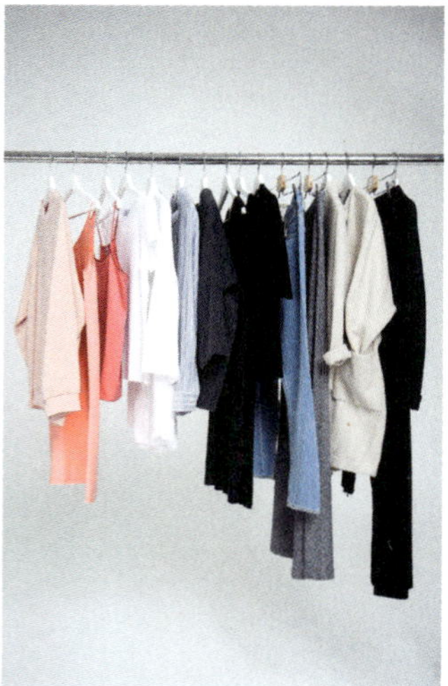
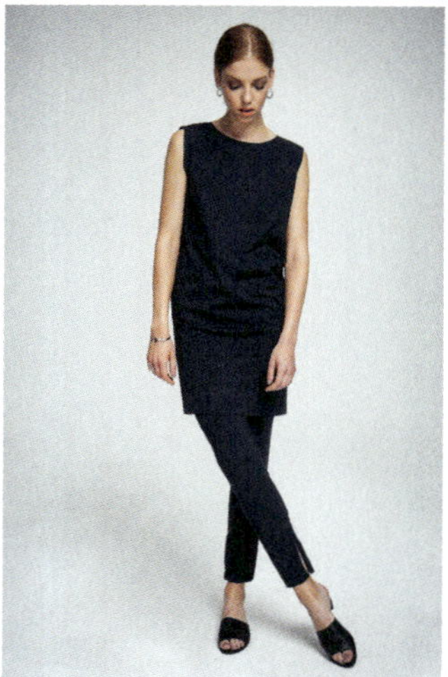
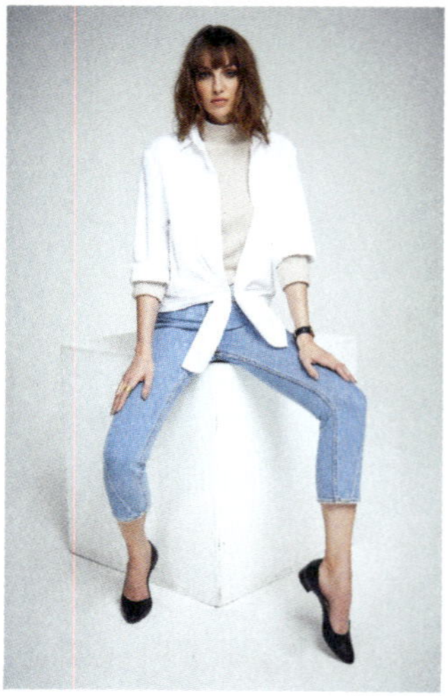

INHALTSVERZEICHNIS

6 Vorwort

8 1. ANLEITUNG ZUM MINIMALISMUS

10 Was ist Minimalismus?

12 2. BESTANDSAUFNAHME – DER STATUS QUO IM KLEIDERSCHRANK

14 Mode und Minimalismus

16 Ausmisten Schritt für Schritt

18 Schrankdiagnose

18 Wir misten aus

19 Warum wurde das Teil nicht getragen?

26 Wohin mit dem, was nicht bleiben darf?

30 Tipps zum Blitzausmisten

32 3. TYPANALYSE

34 Individueller Stil

34 Test: Welcher Fashion-Typ sind Sie?

39 Testauswertung

40 Die fünf Fashion-Typen: • Frequent Traveller • Millefleurs-Minimalist • Mode-hat-keine-Prio-Typ • Fast-Fashion-Victim • Active Type

60 4. CAPSULE WARDROBE

62 Übersicht Grundgarderobe

66 Checkliste für die Grundgarderobe

68 Basics unter der Lupe

70 Capsule Styling

72 42 Looks aus 14 Teilen

114 Typgerecht aussehen

116 • Frequent Traveller • Millefleurs-Minimalist • Mode-hat-keine-Prio-Typ • Fast-Fashion-Victim • Active Type

126 Persönlicher Stil

128 Quick Fix

132 5. UMSTELLUNG

134 Fair und Eco Fashion

136 Kleine Siegelkunde

138 Secondhand und Vintage

140 Neue Fehlkäufe vermeiden

144 Qualität und Materialien

146 Kleine Materialkunde

150 Pflege, Aufbewahrung und Organisation

154 INSPIRATION UND INTERESSANTE ADRESSEN

156 REGISTER

157 DANK

157 ÜBER DIE AUTORINNEN

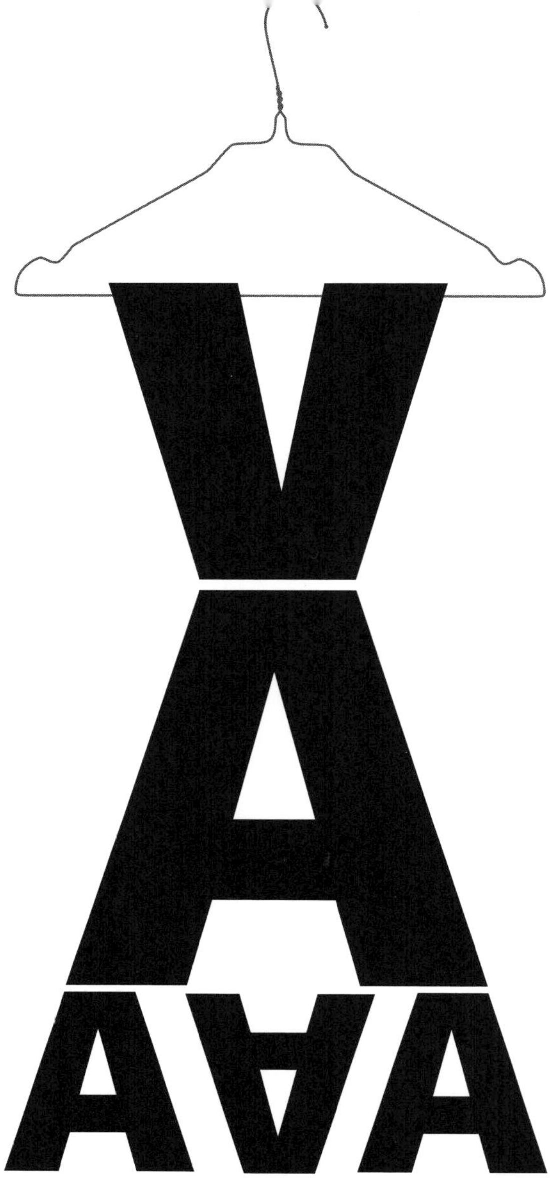

»BUY LESS,
CHOOSE WELL &
MAKE IT LAST.«

VIVIENNE WESTWOOD

VORWORT

Wie schön, dass Sie sich für dieses Buch entschieden haben! Vielleicht ist Minimalismus Ihnen schon häufiger als Thema begegnet, und nun möchten Sie herausfinden, was es damit im Bereich Mode genau auf sich hat? Oder Sie haben dieses Buch gezielt gekauft, weil Ihr Kleiderschrank zwar reichlich Inhalt bietet, Sie aber trotzdem oft nicht das Richtige zum Anziehen finden? Viel Kleidung heißt schließlich nicht unbedingt viel Auswahl. Vielleicht interessiert Sie auch einfach eine Alternative zur Fast Fashion, den ständig neuen Looks, weil Sie es leid sind, immer wieder Billigteile von mäßiger Qualität aussortieren zu müssen. Auch die Produktionsumstände geben vielen Konsumenten – zu Recht – zu denken.

Wir werden uns auf den folgenden Seiten dem Thema Minimalismus im Kleiderschrank widmen und die Vorteile einer sogenannten Capsule Wardrobe aufzeigen.

Im nächsten Schritt geht es dann im Praxisteil an Ihren Kleiderschrank. Wir werden eine Bestandsaufnahme der Garderobe machen, sie unter die Lupe nehmen, eine Typanalyse durchführen und Anregungen geben, wie Sie Kleidung und Schuhe individuell und typgerecht zusammenstellen können. Am Ende dieses Buches wird eine reduzierte, minimalistische, hochwertige und für Sie perfekte Garderobe stehen, die weniger Geld kostet und Ihnen mehr Zeit für die wichtigen Dinge des Lebens schenkt. Was sich keinesfalls einstellen soll, ist ein Gefühl von Mangel oder Verzicht.

Minimalismus ist neben den ökologischen, fairen und transparenten Faktoren ein wichtiger Aspekt für Nachhaltigkeit. Unser Mode-Label JAN 'N JUNE zeichnet sich nicht nur durch einen minimalistischen Stil aus, sondern hat sich auch dem Ziel verschrieben, zeitlose Lieblingsteile zu entwerfen. Und dies, obwohl wir nicht aus dem saisonunabhängigen Metier kommen und neue Kollektionen im Halbjahrestakt entwerfen. Wir arbeiten mit cleanen Materialien, produzieren unter fairen Bedingungen in Polen und legen unsere Wertschöpfungskette transparent dar. Die Realisierung von Minimalismus in Form einer Capsule Wardrobe war aber trotzdem eine persönliche Herausforderung für uns. Auch wir sind die einzelnen Schritte durchgegangen, haben unsere Schränke inspiziert und simplifiziert, haben uns von Sachen getrennt und unsere individuelle Grundgarderobe auf den Punkt gebracht. Das macht sehr viel Spaß, hinterher fühlt man sich erleichtert, und es bleibt langfristig tatsächlich mehr Zeit und Geld übrig für wirklich schöne Dinge.

Wir wünschen allen viel Freude beim Ausprobieren und hoffen, es geht Ihnen genauso!

Anna Bronowski und Juliana Holtzheimer,
Gründerinnen von JAN 'N JUNE

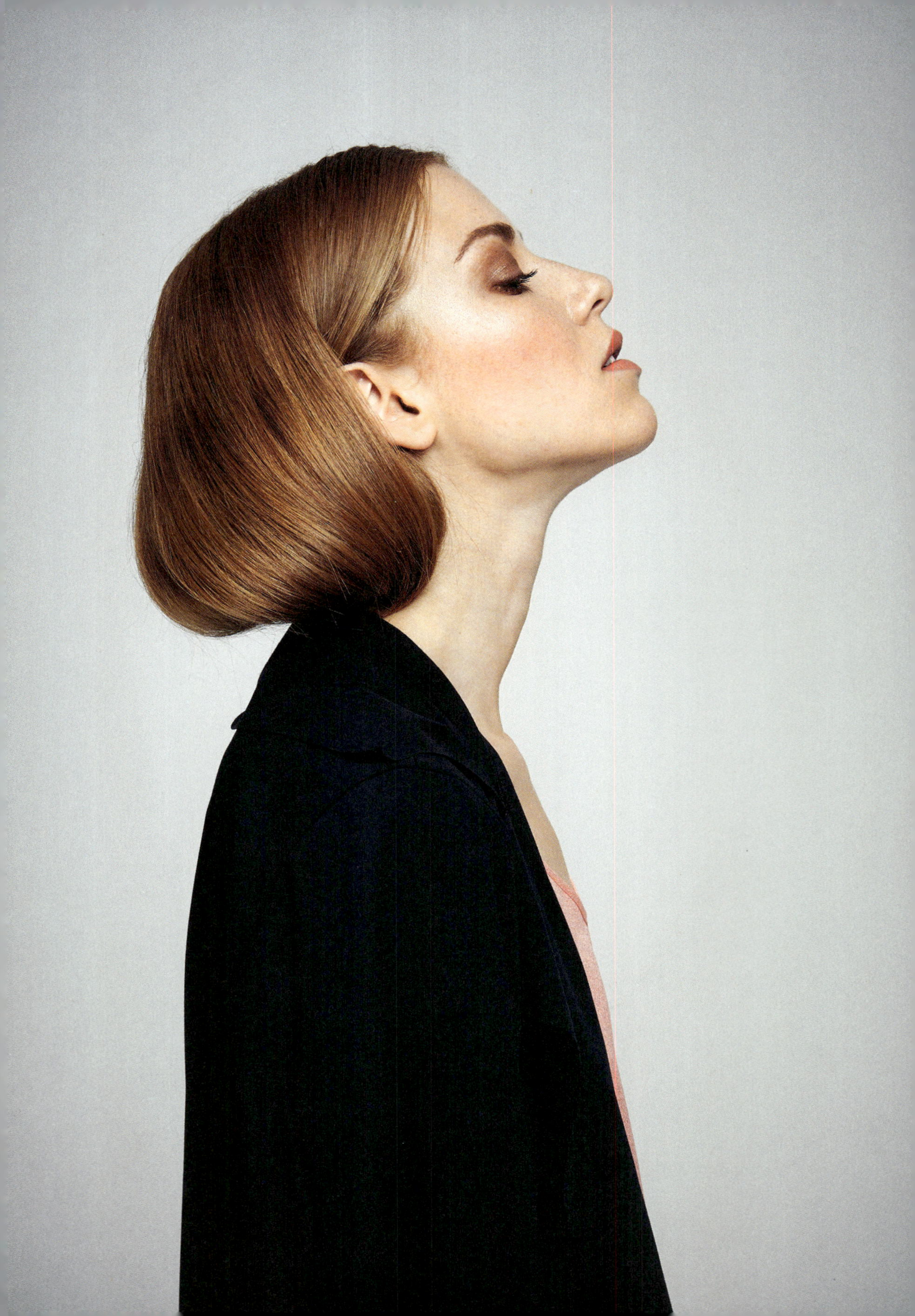

1

ANLEITUNG ZUM MINIMALISMUS

Materieller Überfluss und mediale Reizüberflutung machen unseren Alltag aus. Wir verarbeiten täglich eine Welle von Informationen und umgeben uns mit den unterschiedlichsten Gegenständen. Wir besitzen und begehren mehr, als wir tatsächlich brauchen oder regelmäßig nutzen können und wundern uns dann, warum uns manchmal einfach alles – auch im übertragenen Sinne – zu viel wird.

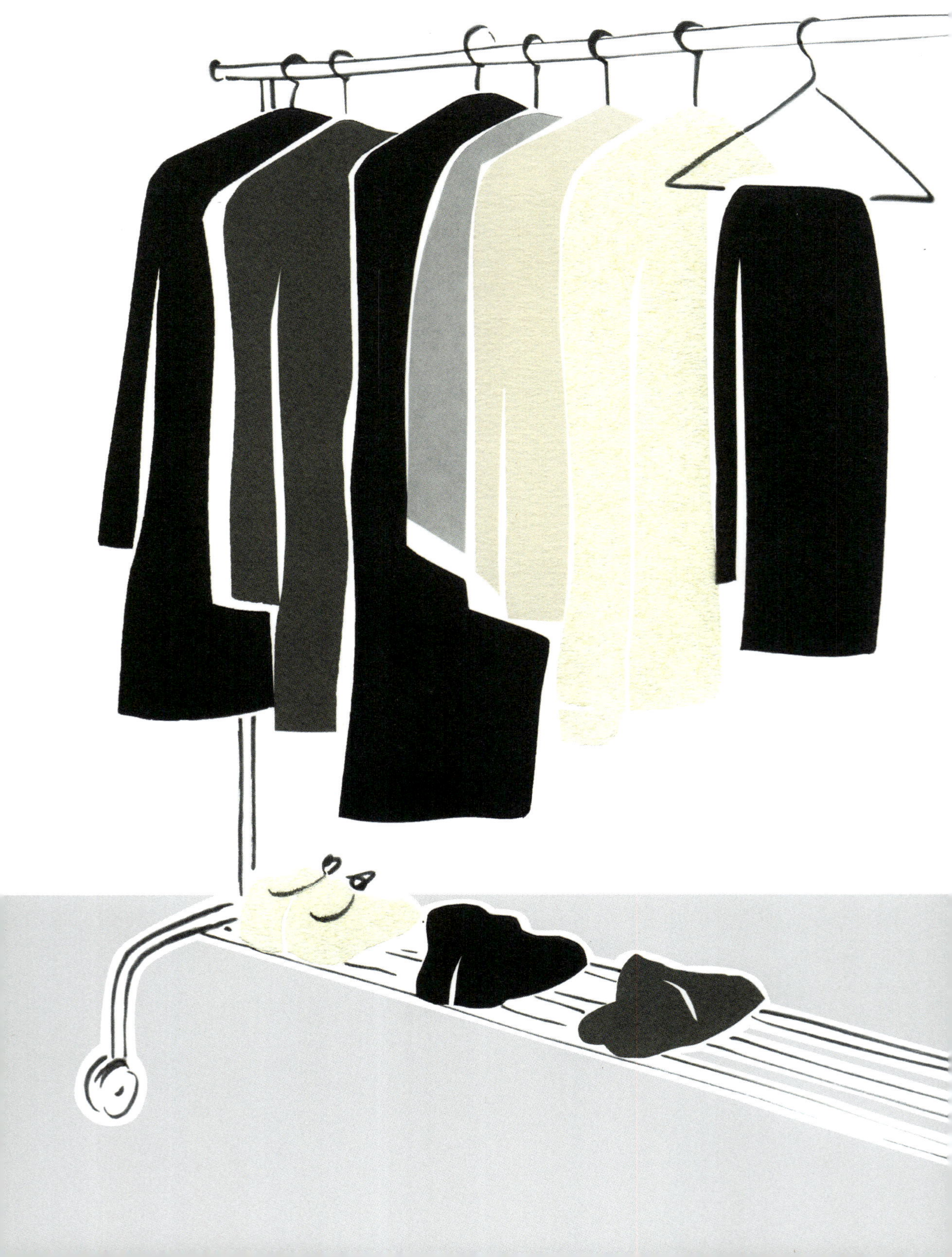

WAS IST MINIMALISMUS?

MINIMALISMUS IST, NEBEN EINER STILRICHTUNG IN KUNST, ARCHITEKTUR BEZIEHUNGSWEISE MUSIK, EIN LEBENSSTIL, DER DURCH DEN BEWUSSTEN VERZICHT VON ÜBERFLÜSSIGEM GEPRÄGT IST. DIESE KONZENTRATION AUF DAS WESENTLICHE DURCH MATERIELLE ENTLASTUNG KANN BEFREIEND WIRKEN.

Ein minimalistischer Lebensstil ist eine Gegenbewegung zu materialistischer Dekadenz und Konsum. Die Vorteile geringeren Besitzes sind weniger Verantwortung, mehr Platz, mehr Zeit und als schöner Nebeneffekt mehr Geld, zum Beispiel zum Reisen. Außerdem kann die Verengung auf weniger, aber bedeutungsvollere Dinge unser Bewusstsein schärfen sowie die Zufriedenheit erhöhen.
Bei jedem wird ein minimalistischer Lebensstil je nach Interessen und Lebenslage unterschiedlich aussehen. Konzentrieren Sie sich auf das, was Sie glücklich macht, und geben Sie dem Raum. Sie können mehr kochen, Sport treiben, verreisen, zeichnen, ein neues Hobby erlernen oder was immer Sie mögen. Zum Minimalismus passen ausgezeichnet Digital Detox (zeitweiser Verzicht auf Smartphone, Tablet, Navi, Fernsehen usw.) und Sharing Economy (tauschen statt besitzen).
Was wir aber in der Regel persönlich besitzen und nutzen ist unsere Kleidung. Ursprünglich schützte sie lediglich vor Umwelteinflüssen und der Witterung. Heutzutage drückt jeder mit seiner Kleidung auch etwas aus, ohne ein Wort sprechen zu müssen. Wir tragen einen bestimmten Stil, um unterbewusst Teil einer Gruppe zu sein und uns gleichzeitig von anderen abzugrenzen. Kleidung ist immer ein Statement und sendet eine nonverbale Botschaft über soziale Zugehörigkeit und Status, sogar wenn wir uns dem Modediktat bewusst entziehen. Kleidung macht einen Teil von uns aus. In den 1930er-Jahren besaß die deutsche Frau im Durchschnitt 36 Kleidungsstücke, heutzutage sind es rund 120 Stück. In diesem Buch schenken wir der Kleidung mehr Aufmerksamkeit, damit wir am Ende weniger davon brauchen.

CAPSULE WARDROBE

Eine Capsule Wardrobe umfasst eine reduzierte, relativ geringe und zu Ihrem Leben passende Auswahl an Kleidungsstücken, die in verschiedenen Kombinationen zu allen möglichen Anlässen getragen werden können. Sie ist im deutschen auch unter Grund- oder Basisgarderobe bekannt.

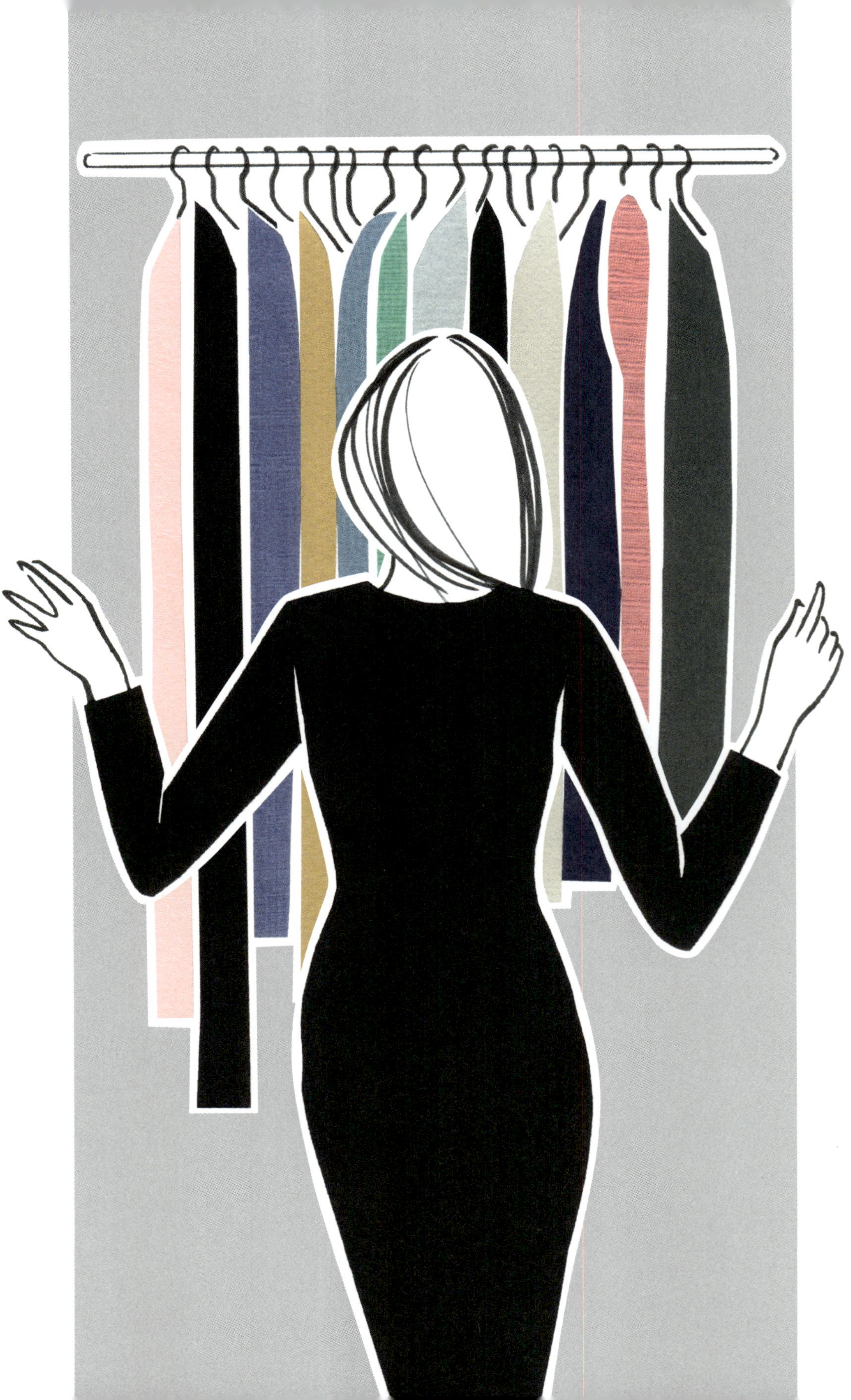

BESTANDSAUFNAHME – DER STATUS QUO IM KLEIDERSCHRANK

Was habe ich da eigentlich im Schrank?
Wenn man die vorhandenen Kleidungsstücke
streng unter die Lupe nimmt, wird man
feststellen, wie viel nicht mehr passt,
selten oder nie getragen wird oder nicht (mehr)
gefällt und so wertvollen Platz wegnimmt.
Vielleicht steht das Ausdünnen schon lange auf
Ihrer To-do-Liste, aber irgendetwas kommt
immer dazwischen. Genau das wollen wir aber
nun angehen. Sofort.

MODE UND MINIMALISMUS

DIE UMSTELLUNG HIN ZU EINEM MINIMALISTISCH BESTÜCKTEN KLEIDERSCHRANK IST NICHT EINFACH UND HÄUFIG FEHLT EINEM DER RICHTIGE ANSATZPUNKT. WO ANFANGEN? MANCHMAL KANN MAN DAS PROBLEM AUCH GAR NICHT GENAU BENENNEN UND MAN FRAGT SICH, WO DIE VIELEN SACHEN EIGENTLICH HERKOMMEN.

Mal eben in der Mittagspause in eine Fast-Fashion-Filiale laufen und sich kurzzeitig mit einem neuen Kleid ein Glücksgefühl erkaufen, ist zwar vermeintlich günstig, aber das Glück ist nicht von langer Dauer und auch die Qualität des Kleidungsstücks lässt oft zu wünschen übrig. Trotzdem passiert das Vielen und so kaufen sie schließlich wider besseres Wissen ein Kleidungsstück, das sie eigentlich gar nicht brauchen. Wir finden fantasievolle Ausreden, warum es in dem Moment dieses Kleid sein soll, und machen uns dabei doch selbst etwas vor. Wir nehmen hin, dass ein T-Shirt weniger kostet als ein Stück guter Käse, ein neues Paar Schuhe billiger ist als zwei Kinotickets und blenden aus, wie diese Pre se zustande kommen, weil wir es – Hand aufs Herz – gar nicht so genau wissen wollen. Es ist gesellschaftsfähig, sich bei großen Ketten einzukleiden und sehr viel Kleidung zu besitzen. Wer sich hingegen sehr für das Thema Mode interessiert, gilt als oberflächlich.

Dabei ist das Thema ganz und gar nicht oberflächlich, wenn man sich umfassend damit auseinandersetzt. Minimalismus bedeutet nämlich nicht Verzicht auf gutes Styling, sondern die Kunst, wie man wenigem zu maximaler Wirkung verhilft. Dazu gehört jedoch, Kleidung nicht mehr als kurzlebige Einwegware zu betrachten, sondern ihre Herkunft und Produktion zu hinterfragen sowie sich ein Bild vom aktuellen Zustand des Kleiderschranks zu machen, um ihn dann mit echten Lieblingsteilen zu bestücken, die zu uns und unserem Leben passen. Schrankleichen ade!

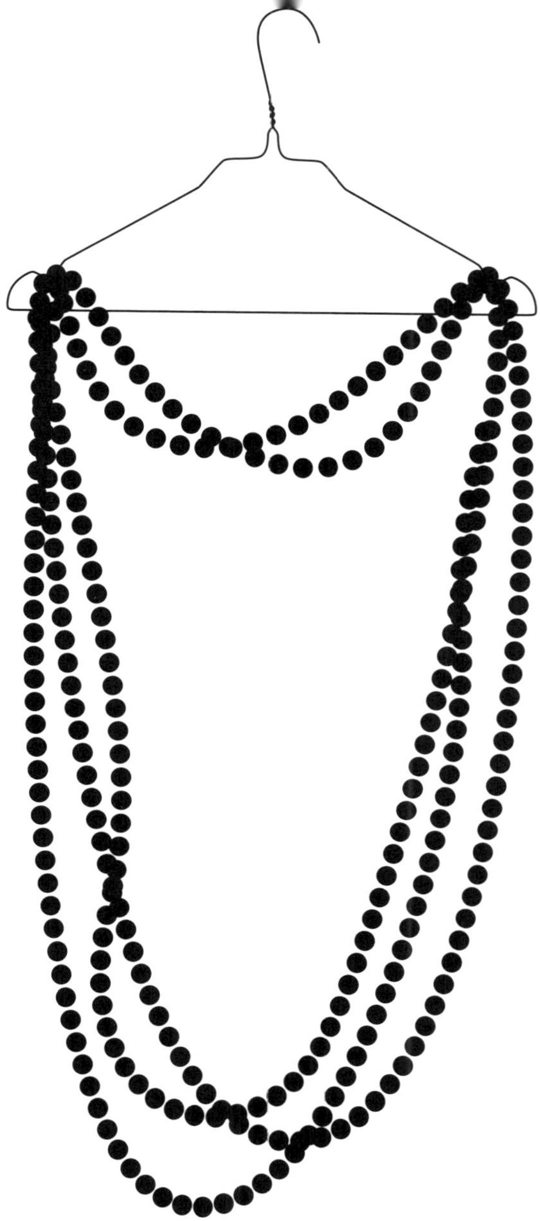

»MODE IST VERGÄNGLICH, STIL NIEMALS.«

COCO CHANEL

AUSMISTEN SCHRITT FÜR SCHRITT

Wenn wir uns Schritt für Schritt an diese Aufgabe herantasten, ist sie gut lösbar. Kritisch prüfen und aussortieren ist auf eine gewisse Art befreiend, und es muss nicht erst ein Wohnungsumzug anstehen, um es in Angriff zu nehmen. Von heute auf morgen Minimalist zu werden, ist allerdings eine Herausforderung. Nehmen Sie sich nicht zu viel auf einmal vor nach der Devise »wenn schon, denn schon«. Empfehlenswerter ist es, etappenweise vorzugehen, denn zu groß ist die Gefahr aufzugeben, weil nicht alles gleich perfekt gelingt.
Ziel ist nicht allein, weniger zu besitzen und deshalb den Bestand zu reduzieren. Vielmehr gilt es, das Richtige im Schrank zu haben und glücklich dabei zu sein. Wie genau das funktionieren kann? Das schauen wir uns jetzt an.

FAST FASHION

In der Modeindustrie werden Wertschöpfungsketten adaptiert, sodass Trends und Massenware so günstig und schnell wie möglich auf der Verkaufsfläche angeboten werden können. Zahlreiche neue, oft minderwertige Produkte werden so in den Markt gedrückt und vermitteln dem Konsumenten, immer mehr in immer kürzeren Abständen kaufen zu müssen, um modisch up to date zu sein. Kleidung verkommt so vom auf Dauer angelegten Gebrauchsgut zum kurzfristigen Verbrauchsgut, quasi zur Wegwerfware. Bei diesem Kampf um Preis, Schnelligkeit und Marktanteile leiden sowohl die Umwelt als auch die Menschen in der Produktion.

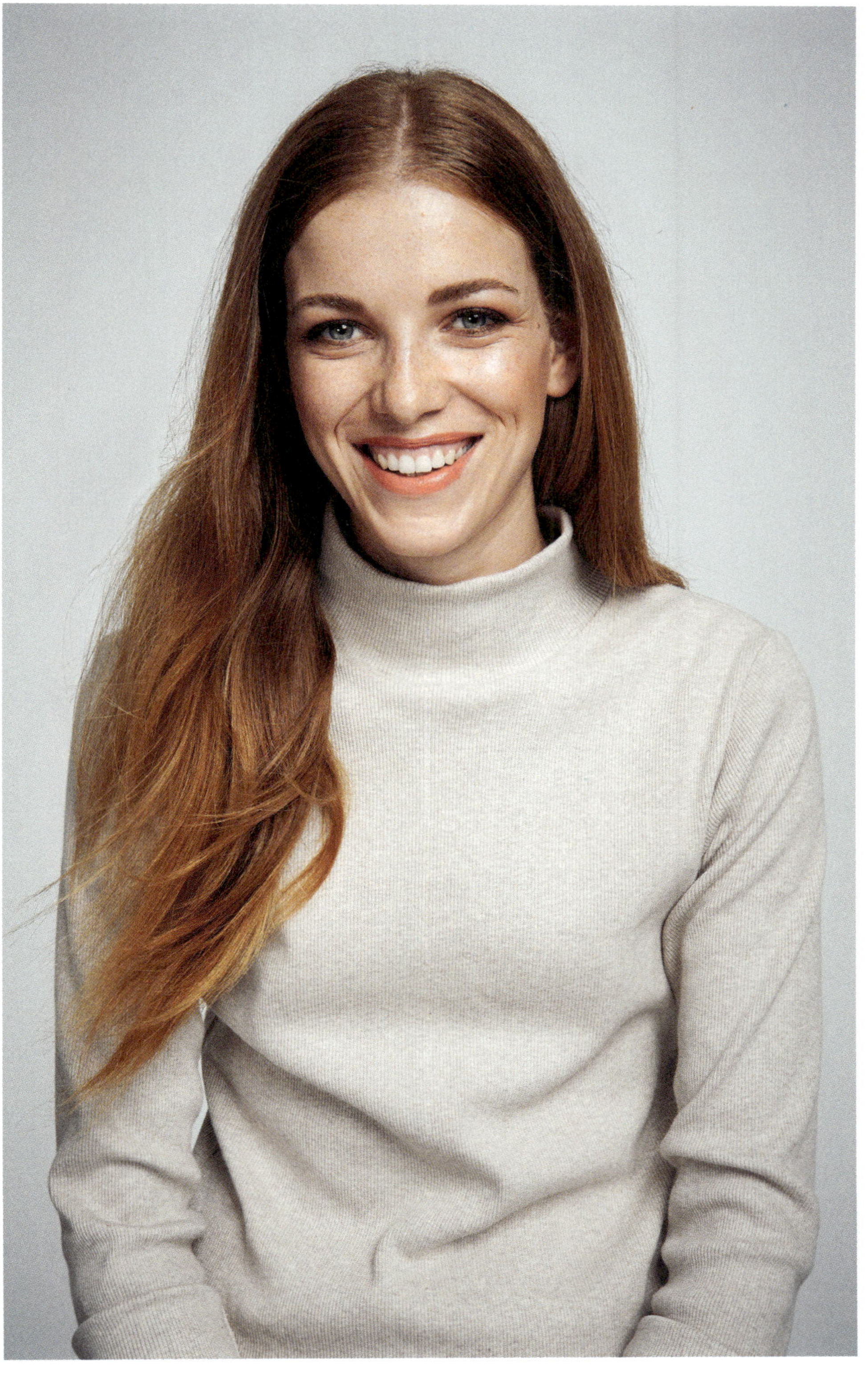

SCHRANKDIAGNOSE

IN DIESEM PRAXISTEIL KÖNNEN SIE AKTIV WERDEN UND HAND AN DIE GARDEROBE LEGEN. ZUM AUSFÜLLEN DER LISTEN SOLLTEN SIE EINEN BLEISTIFT BEREITHALTEN.

Auf den folgenden Seiten können Sie einige Listen ausfüllen, die Ihnen bei der Auswahl von Kleidungsstücken helfen. Klingt zu theoretisch? Manchen Missstand muss man sich zunächst klarmachen, bevor man ihn beheben kann.
Stellen Sie sich vor, wie es in Ihrem Schrank aussehen könnte, nachdem sie ihn von allem Überflüssigen befreit haben. Zum Beispiel fallen nicht mehr fünf T-Shirts heraus, obwohl Sie nur an einem gezogen haben. Und damit Ihre aktuelle Motivation nicht wieder verebbt, fangen Sie am besten innerhalb der nächsten drei Tage an, spätestens am Wochenende. Es ist wichtig, dass Sie sich ausreichend Zeit nehmen. Aussortieren zwischen Tür und Angel ist nicht sonderlich effektiv und stresst unnötig.

WIR MISTEN AUS

SCHRITT 1
Schrank und Kommode werden komplett ausgeräumt. Legen Sie alles auf das Bett. WIRKLICH ALLES.

SCHRITT 2
Alle Teile, die Sie in den letzten zwölf Monaten nicht getragen haben, stapeln Sie auf der linken Seite des Betts, alle übrigen Teile auf der rechten Seite (ihnen widmen wir uns ab Schritt 6). Grenzen Sie die beiden Stapel deutlich voneinander ab.

SCHRITT 3
Nehmen Sie sich den linken Stapel vor. Nehmen Sie jedes Teil einzeln in die Hand und gehen Sie mit ihm das Flussdiagramm durch.

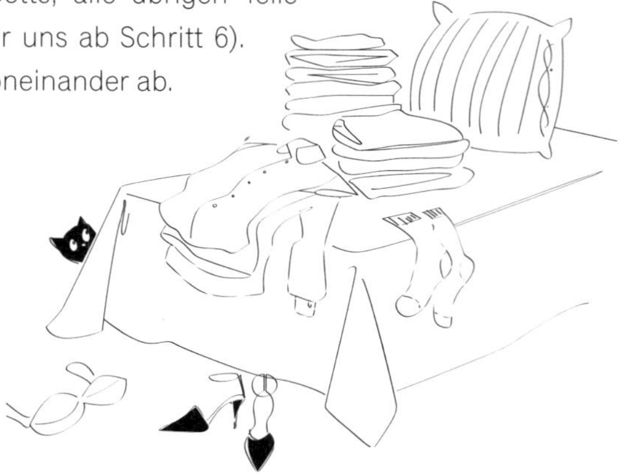

WARUM WURDE DAS TEIL NICHT GETRAGEN?

1. Kaputt

- **a.** Kann man es reparieren? → nein → **aussortieren**
  - ↓ ja, weiter zu **b.**
- **b.** Würden Sie es tragen, wenn es heil wäre?
  - → ja → **reparieren und behalten**
  - → nein → **aussortieren**

2. Passt nicht (mehr)

- Würden Sie es tragen, wenn Sie es ändern (lassen)?
  - → ja → **ändern und behalten**
  - → nein → **aussortieren**

3. Irgendwie nicht mein Stil

- → **aussortieren**

4. Sentimentales Teil

- WIRKLICH?
  - → ja → **behalten**
  - → nein → **aussortieren**

5. Sonderausrüstung

- Betreiben Sie den Sport/ das Hobby noch?
  - → ja → **behalten**
  - → nein → **aussortieren**

6. Schön, aber unbequem / Schön, aber nicht mein Stil / Schön, aber steht mir nicht

- → **aussortieren**

SCHRITT 4

Zunächst widmen wir uns dem »Behalten«-Stapel, der aus dem Flussdiagramm entstanden ist. Nehmen Sie sich alle sentimentalen Teile vor und füllen Sie die Emotionale Liste aus. Dazu gehören Kandidaten wie beispielsweise das Kleid von Hochzeit oder Abschlussball. Versuchen Sie die Liste auf maximal fünf Teile zu beschränken. Diese Teile dürfen in jedem Fall bleiben, auch wenn sie selten oder wahrscheinlich nie mehr getragen werden.

Als Nächstes nehmen Sie sich die Spezialkleidung vor. Dazu gehören zum Beispiel Neoprenanzug, Skiunterwäsche und andere Teile, die nur zu bestimmten Gelegenheiten gebraucht werden. Die Teile dürfen behalten werden, falls der Sport oder das Hobby noch ausgeübt werden.

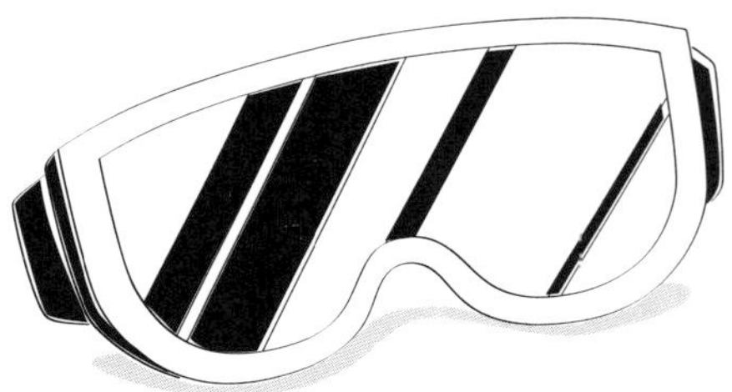

Zu guter Letzt dürften von dem »Behalten«-Stapel nur noch die zu reparierenden oder zu ändernden Teile übrig sein. Diese sollten zeitnah zum Schneider gebracht werden. Was haben Sie morgen in der Mittagspause vor?

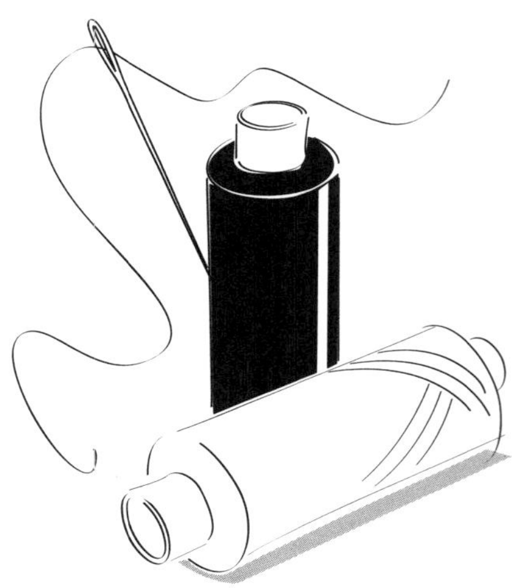

SCHRITT 5

Nun geht es an den »Aussortiert«-Stapel: Wir legen eine »Das-ist-nicht-meins«-Liste an, um uns zu verdeutlichen, was sich in der Vergangenheit als Fehlkauf herausgestellt hat, und verhindern so, in Zukunft wieder die gleichen Fehler zu machen.

Bitte ergänzen Sie die Liste und beschreiben Sie so detailliert wie möglich, was das Problem der Kleidungsstücke ist:

NICHT MEINE FARBE	NICHT MEIN STIL	UNGÜNSTIGER SCHNITT	
z. B. Grün	z. B. zu verspielt	z. B. zu tailliert	
z. B. Braun	z. B. zu rockig	z. B. Betont die falsche Körperstelle	

Halten Sie kurz inne und führen Sie sich vor Augen, ob Sie dazu neigen, wiederholt eine Farbe oder einen Stil zu wählen, die Kleidungsstücke am Ende aber doch nicht tragen.

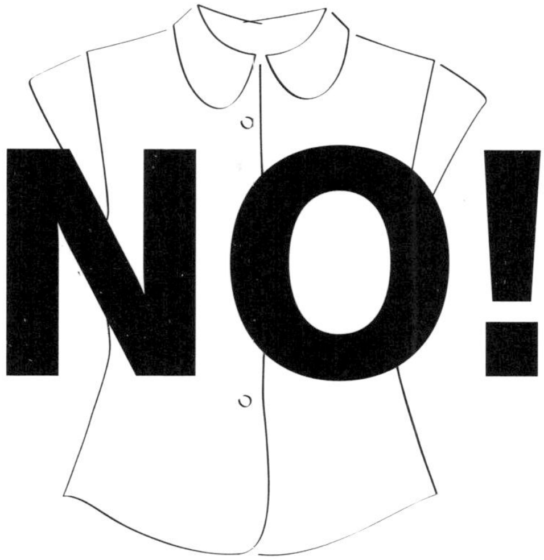

SCHRITT 6

Nun geht es um den »guten« Stapel auf der rechten Seite des Betts. Suchen Sie daraus Ihre zehn Lieblingsteile aus, die Sie in den letzten drei Wochen am häufigsten getragen haben. Was sind »Ihre« Farben, Stile und Schnitte? Ist Ihr Stil vielleicht eher schlicht oder verspielt, eher androgyn oder ladylike, eher unkonventionell oder korrekt? Ob figurumspielend oder eng anliegend, high oder low waist, O-Form, A-Form oder H-Form bei Kleidern, Röcken oder Oberteilen – listen Sie die Attribute anhand Ihrer Lieblingsteile auf. Sie werden zugeben, dass Sie das wahrscheinlich ohne Anschauungshilfe nicht hätten leisten können, aber Ihre Lieblingsteile bringen es an den Tag. Sie müssen nur hinschauen.

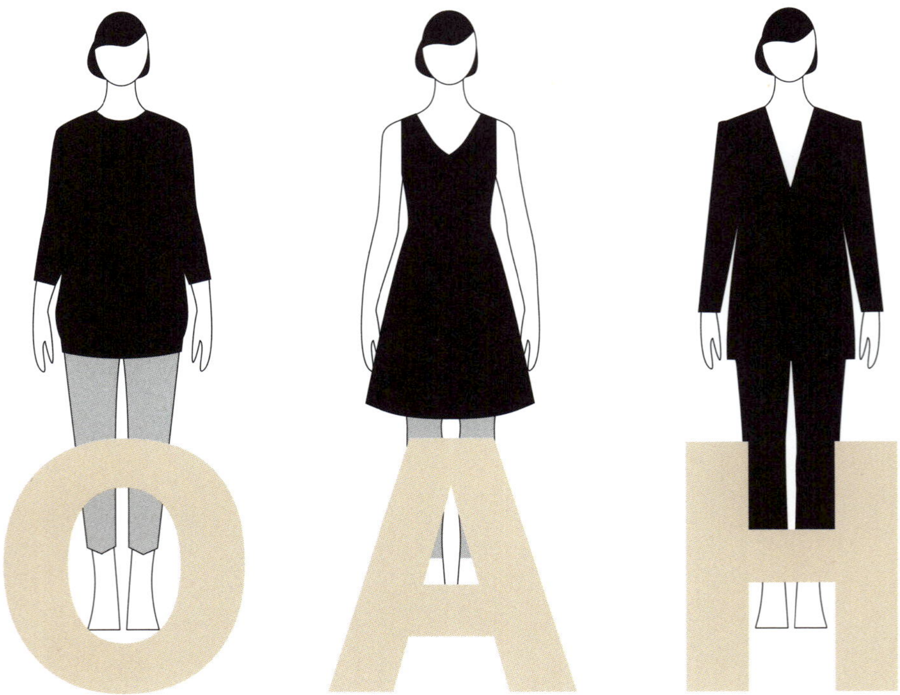

MEINE FARBE?	MEIN STIL?	MEINE SCHNITTE?	
z. B. Schwarz ✓	z. B. schlicht ✓	z. B. high waist ✓	
z. B. Nude ✓	z. B. boho ✓	z. B. A-Linie ✓	
weiß	z.T. verspielt	leger	
blau			
grau			
pink			

Was sind »Ihre« Farben? Wählen Sie drei bis fünf Farben, die Sie gern und oft tragen, die Ihnen erwiesenermaßen schmeicheln und die sich in Ihren Lieblingsteilen widerspiegeln. Malen Sie das Tortendiagramm entsprechend aus.

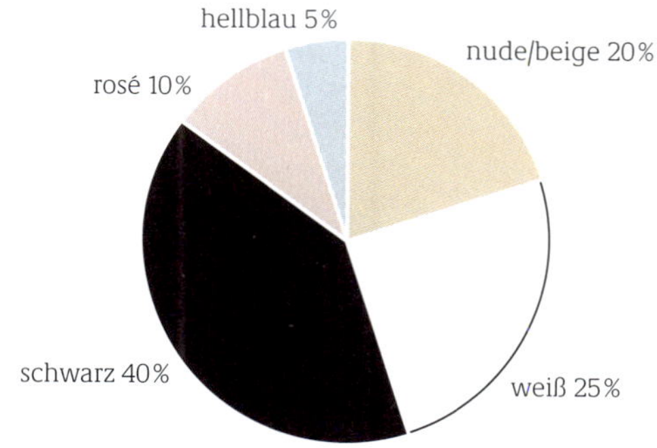

SCHRITT 7

Was sind Ihre drei Top-Aktivitäten im Alltag und welche Kleidung tragen Sie dabei? Wir wollen prüfen, ob die vorhandene Kleidung diesem Verhältnis entspricht.

	AKTIVITÄT	DRESSCODE
1		
2		
3		

Als Beispiele für Aktivitäten kommen Arbeit (Business-Outfit oder anderer Dresscode), Kinderbetreuung, Sport treiben, Freunde treffen, ausgehen und noch vieles mehr infrage. Wichtig ist, dass Sie diese im ersten Schritt benennen und im zweiten Schritt nach ihrem Zeitanteil gewichten. Stellen Sie die Gewichtung der drei Hauptaktivitäten im Tortendiagramm dar.

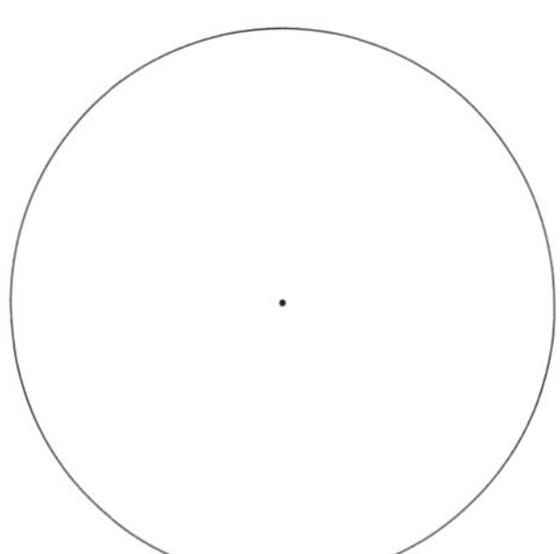

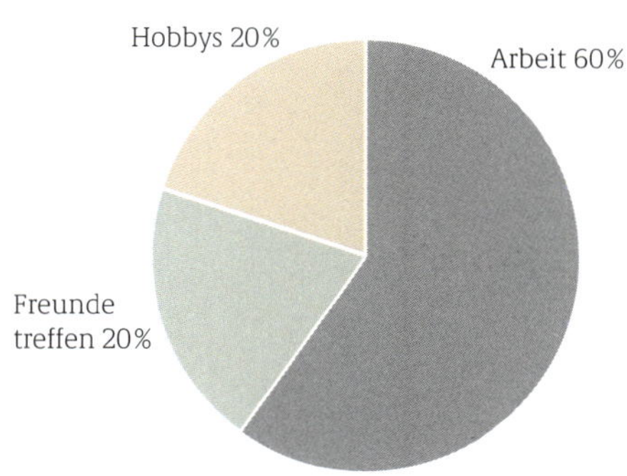

SCHRITT 8

Sortieren Sie den »aktiven« Stapel Kleidung nach ihren Top-3-Aktivitäten. Entsprechen die Stapel in Anzahl und Menge der Gewichtung aus Schritt 7? Falls ja? Gut gemacht! Wenn nicht, nutzen Sie den folgenden Platz, um aufzuschreiben, von welcher Kleidung Sie zu viel haben. Verbringen Sie beispielsweise nur 10 % Ihrer Zeit im Fitnessstudio, füllen aber 30 % des Kleiderschranks mit Sportbekleidung, ist das nicht angemessen.

SCHRITT 9

Alle Kleidungsstücke, die einer kritischen Prüfung standgehalten haben, können nun ordentlich zurück in den Schrank geräumt werden.

Sie sind der Minimal Wardrobe nun schon einen großen Schritt nähergekommen. Viele der ausgemusterten Teile sind möglicherweise noch schön und in gutem Zustand und haben darum noch einen gewissen Wert. Obwohl die Modeindustrie das gerne sähe, wollen wir sie natürlich nicht einfach wegwerfen. Darum stellt sich die Frage: Was kann man mit diesen Sachen machen?

?

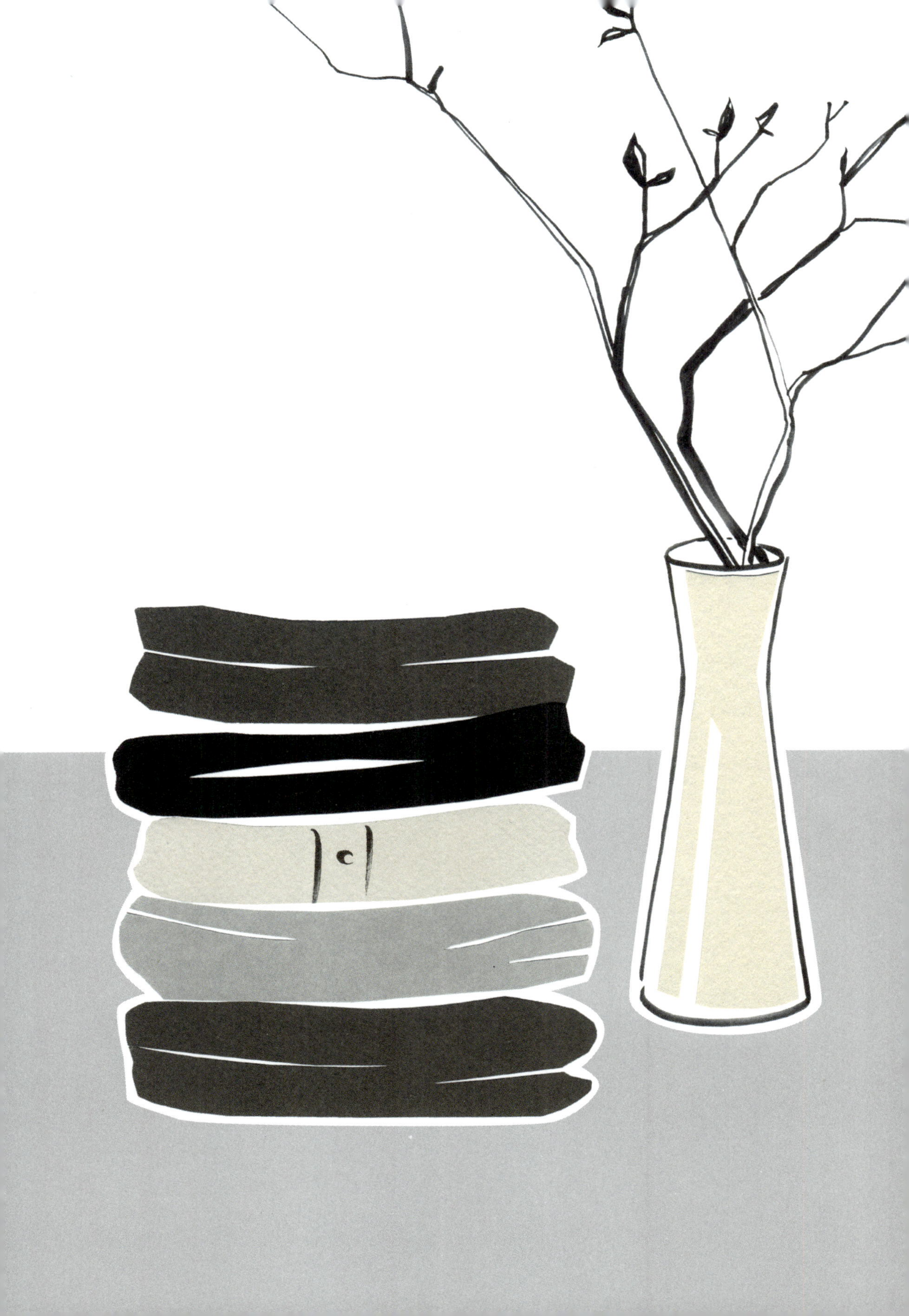

WOHIN MIT DEM, WAS NICHT BLEIBEN DARF?

AM NACHHALTIGSTEN IST ES, EIN KLEIDUNGSSTÜCK SO LANGE ZU TRAGEN, BIS ES VERSCHLISSEN IST. WENN ES JEDOCH NUR IM KLEIDERSCHRANK LIEGT UND KEINE VERWENDUNG MEHR BEI IHNEN FINDET, HIER DIE BESTEN OPTIONEN, UM DEN LEBENSZYKLUS ZU VERLÄNGERN:

ZU GELD MACHEN

Ob Flohmarkt, Second-Hand-Laden, ebay, Kleinanzeigen oder über Kleiderkreisel: Über solche Kanäle können Sie aus dem Kleiderschrank verbannte Teile zu Geld machen. Unser Tipp: Entscheiden Sie sich zunächst für eine Variante. Stellen Sie sich beispielsweise für einen Vormittag auf den Flohmarkt. Die Teile, die dann noch übrig sind, können Sie anschließend einzeln im Internet anbieten. Reservieren Sie sich dafür einen halben Tag, fotografieren Sie alle Teile und beschreiben sie gewissenhaft. Dann können Sie sich entspannen und auf Kaufanfragen warten.

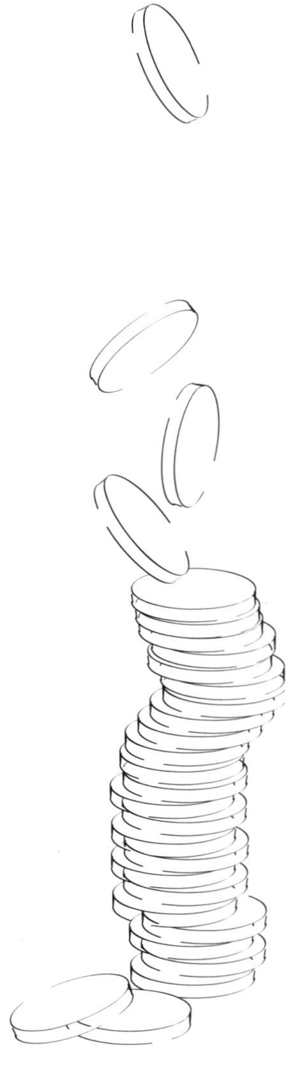

TIPP

Kleiderkreisel funktioniert ein wenig anders als ebay. Kleidung wird ausschließlich zum Festpreis angeboten. Sehen Sie es außerdem als zweites »kleines Instagram«. Je ansprechender die Bilder und je besser die Qualität der Fotos und Ihres Stylings, desto mehr Follower und somit Verkäufe generieren Sie.

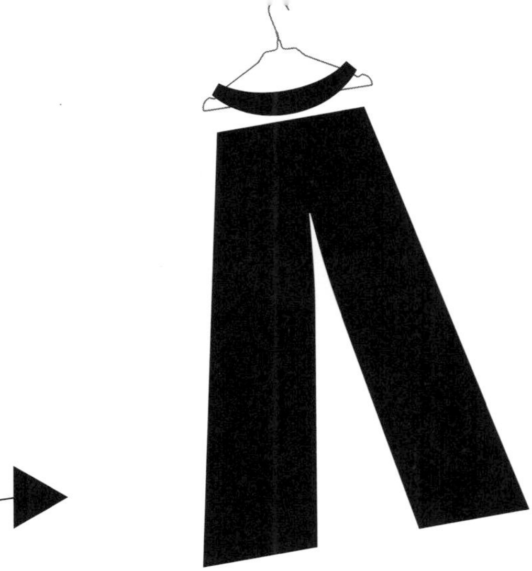

TAUSCHEN

Waren Sie schon auf einer Tauschparty? Wie der Name schon sagt, trifft man sich mit Gleichgesinnten und jeder bringt eine meist vorher festgelegte Anzahl von Kleidungsstücken mit, die man nicht mehr tragen möchte. Bei großen Veranstaltungen gibt man seine Kleidungsstücke häufig am Eingang ab. Anschließend werden diese nach Kategorie sortiert. Für jedes mitgebrachte Teil darf man auch wieder eins mitnehmen – muss aber nicht. Übrig gebliebene Teile werden meist gespendet. In den Großstädten werden Tauschpartys vermehrt im großen Stil angeboten, aber wenn der eigene Wohnort das nicht hergibt, kann man sie auch selbst organisieren, zur Not im eigenen Wohnzimmer.

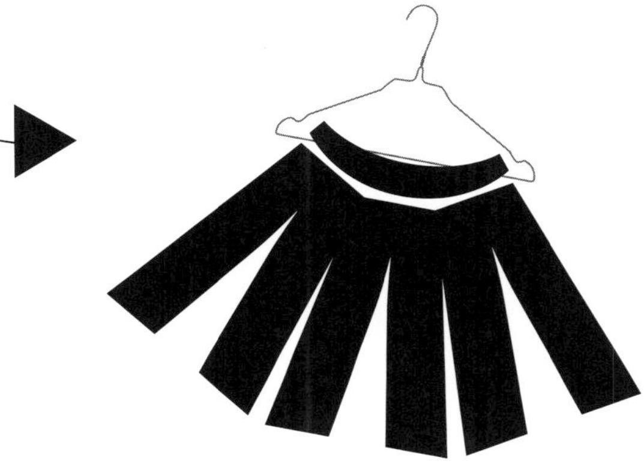

KLEIDEREI

Den unerschöpflichen Kleiderschrank gibt es online bei der Kleiderei (oder im Laden in Köln). Jeden Monat bekommt man für einen festen Abo-Beitrag immer wieder Teile ausgeliehen, nachdem man einen Style-Check-Fragebogen ausgefüllt hat. Neben Kleidung, die gut zu einem passt, sind auch immer wieder verrückte Vintage-Teile oder Entwürfe von Jungdesignern in den Paketen. Ein bisschen Experimentierfreude ist allerdings gefragt. Und: Die Kleiderei nimmt auch immer wieder Ware von Ihnen in deren Fundus auf.

FÜR GUTE ZWECKE SPENDEN

Natürlich können Sie die ausrangierten Kleidungsstücke auch spenden, vielerorts gibt es soziale Einrichtungen oder Kleiderkammern, die Ihre Sachen annehmen. Einen guten Überblick, wer in Ihrer Nähe dafür infrage kommt, verschaffen die beiden Websites www.wohindamit.org oder www.fairwertung.de.

Wichtig: Informieren Sie sich bitte vorher, was mit den Kleidungsstücken passiert.

Häufig wird unsere Secondhand-Kleidung in Dritte-Welt-Länder verbracht und dort weiterverkauft. Das schadet oftmals der lokalen Textilindustrie vor Ort.

Die Deutsche Kleiderstiftung sortiert in ihrer Zentrale Kleiderspenden und kann so in Notsituationen in Deutschland und international gezielt helfen. Unter www.kleiderstiftung.de können Sie kostenlos einen Paketschein downloaden und ausdrucken. Also: Paket packen und dann ab damit zur Post.

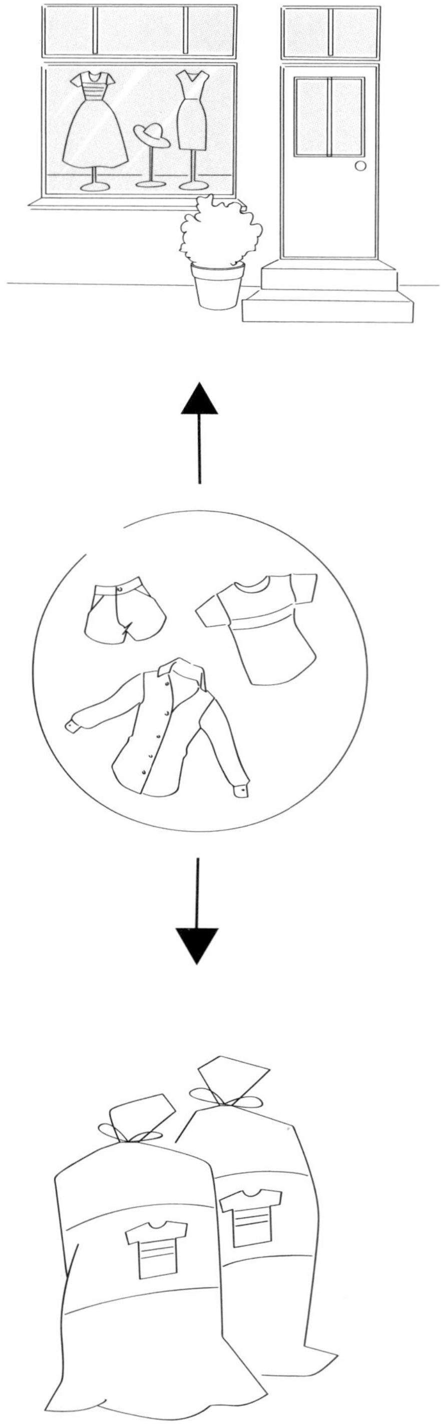

KAPUTTE KLEIDUNGSSTÜCKE

Ist ein Kleidungsstück kaputt, hat also ein Brandloch, einen Riss, ist verfärbt oder eingelaufen, bedeutet das meist das Ende seines Lebenszyklus'. Als recht jungen Trend gibt es das Upcycling: Aus einer Jeans wird vielleicht eine Tasche, aus einem T-Shirt ein Kleinmädchenkleid, aus zwei Dutzend Krawatten wird ein Rock usw. Dafür muss man allerdings schon recht geschickt mit der Nähmaschine umgehen können.

Manche Teile, vor allem wenn sie aus Baumwolle sind, kann man noch gut als Putzlappen weiterverwenden.

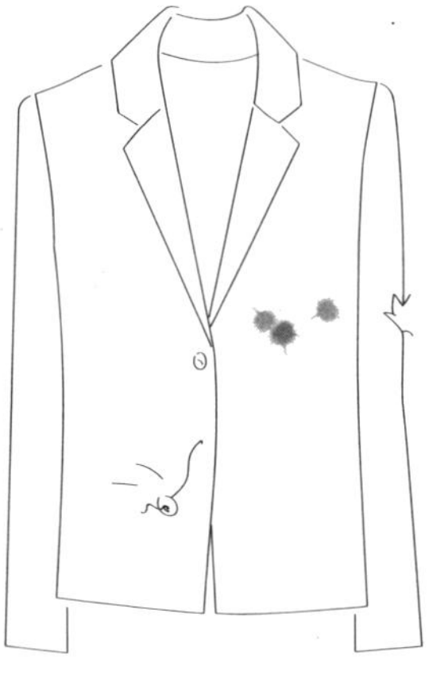

Eine weitere Option ist das Recycling (in diesem Fall Downcycling) des textilen Rohstoffes. Wertstoffhöfe haben Textilsammelstellen und arbeiten mit Recyclingpartnern zusammen. Manche Unternehmen sammeln Kleidungsstücke etwa aus entsprechenden Containern, sortieren sie, verkaufen noch Tragbares und leiten den Rest an Spezialunternehmen weiter. Die Textilien werden dort zerkleinert und etwa als Putzlappen für die Industrie oder als Dämmmaterial wiederverwendet.

TIPPS ZUM BLITZAUSMISTEN

WER SICH SCHWER ENTSCHEIDEN KANN ODER SICH UNSICHER BEI DER AUSWAHL IST, DEM HILFT VIELLEICHT EINE DER FOLGENDEN METHODEN.

1. BÜGELMETHODE

Kleidung am Anfang des Monats verkehrt herum in den Schrank hängen. Sobald Sie etwas getragen haben, drehen Sie die Bügel wieder in die richtige Richtung. So machen Sie sich deutlich, was tatsächlich ausgeführt wird.

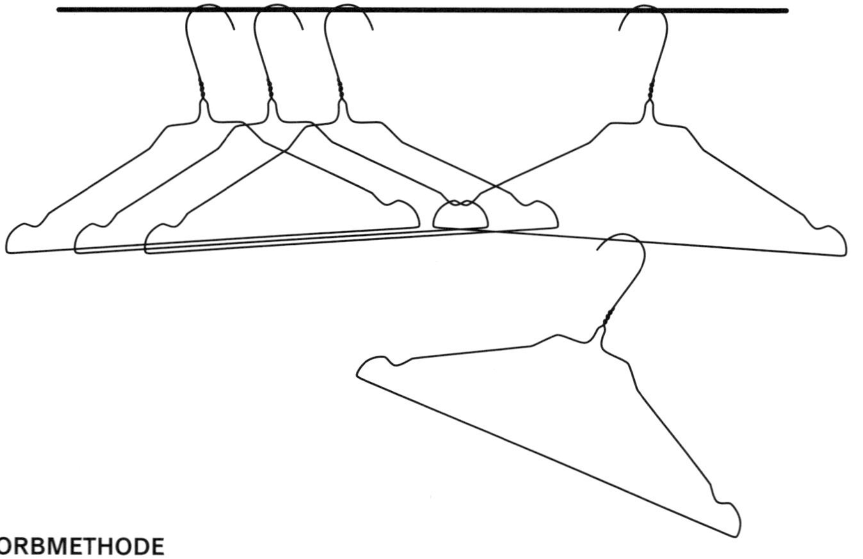

2. KORBMETHODE

Die Korbmethode eignet sich nicht nur bei Kleidung, sondern für alle möglichen überfüllten Bereiche im Haushalt. Man nehme einen Korb, packe impulsiv alles rein, was man selten bis gar nicht benutzt oder trägt. Der Korb wird für den nächsten Monat beiseitegestellt. Sollten Sie ein Teil aus dem Korb benötigen, dürfen Sie es jederzeit herausnehmen. Alles, was am Ende des Monats noch immer im Korb liegt, kann weg.

3. AUSMISTEN NACH MARIE KONDO

Marie Kondo ist eine japanische Erfolgsautorin und Beraterin zum Thema Aufräumen und Ordnung. Nach Marie sollten Sie sich nur noch mit Kleidungsstücken umgeben, die Sie glücklich machen – unabhängig von nostalgischen Erinnerungen, die vielleicht heute keine positiven Emotionen mehr hervorrufen. Nehmen Sie jedes Teil einzeln in die Hand und stellen Sie fest, welche Gefühle dieses Kleidungsstück in Ihnen erweckt.

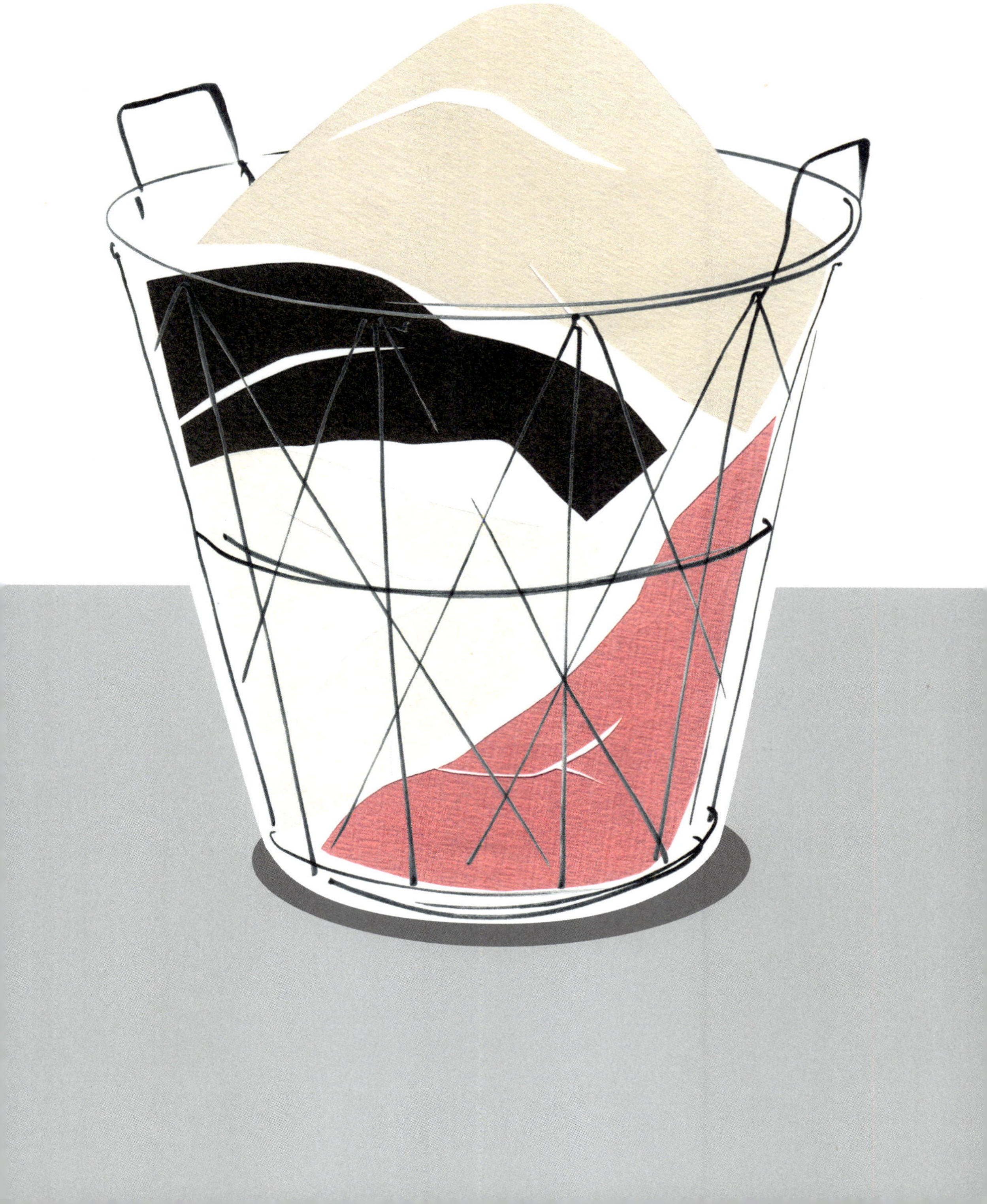

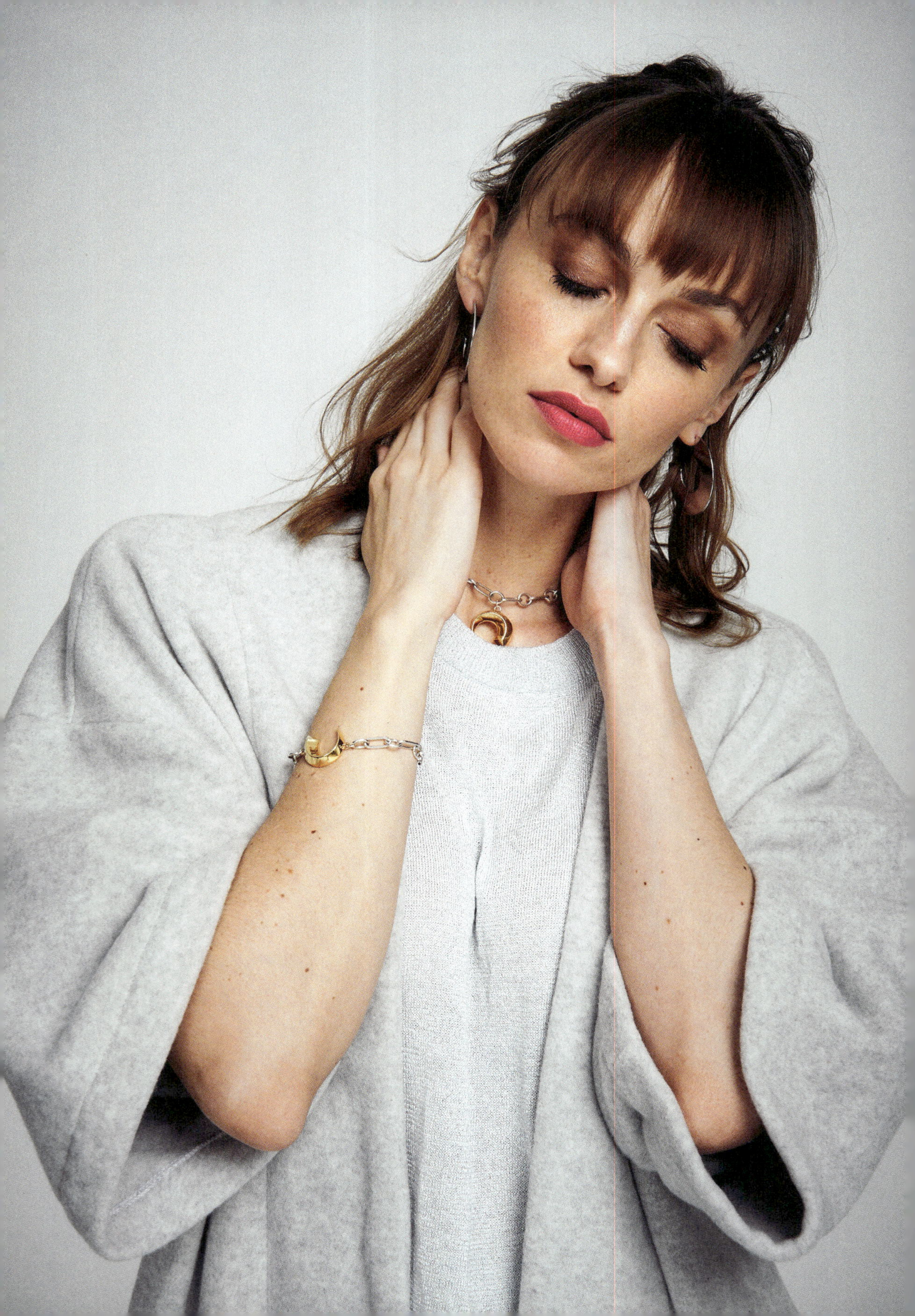

3

TYPANALYSE

Der Schrankinhalt ist durchsortiert, und Sie haben sich bereits von allen lange nicht getragenen Kleidungsstücken getrennt. Trotzdem sind Sie sich möglicherweise noch nicht sicher, was genau Ihr eigener Stil ist. Lässt sich Stil überhaupt in Kategorien einteilen? Wahrscheinlich nicht vollständig, da es sich um etwas sehr Persönliches handelt.

INDIVIDUELLER STIL

NACHDEM IM VORHERIGEM KAPITEL DER KLEIDERSCHRANK THEMATISIERT WURDE, STEHEN SIE SELBST IN DIESEM KAPITEL IM MITTELPUNKT, SO BEGEBEN WIR UNS AUF DIE SPUR IHRES STILS.

Die Unsicherheit darüber, was einem eigentlich steht und in welche Stilrichtung es geht, führt nach einer Weile wieder zu unnützen Schrankleichen. So weit wollen wir es aber nicht kommen lassen.
Natürlich ist ein Stiltest, der Antwort auf die Frage „Welcher Modetyp bin ich?“ geben soll, mit einem zwinkernden Auge zu sehen und häufig fällt es einem auch gar nicht so leicht, sich auf eine Antwort festzulegen. Was uns aber interessiert: Was ist denn eigentlich Ihr Stil? Oder besser: was ist am ehesten Ihr Stil? Denn häufig überschneiden sich verschiedene „Typen“, und vor allem ist Stil einzigartig. Nehmen Sie sich trotzdem einen Bleistift zur Hand und kreuzen Sie spontan die auf Sie zutreffenden Antworten an. Wir wollen schauen, in welche Richtung es geht.

TEST: WELCHER FASHION-TYP SIND SIE?

1. Dieses Teil haben Sie auf Ihrem letzten Städtetrip jeden Tag getragen:

X a) Sneaker
b) Jeans, T-Shirt, Cardigan, was sonst?
c) Ich hatte für jeden Tag ein anderes Outfit.
d) So ein Statement-Millefleurs-Kleid
e) Rucksack, Trenchcoat, Sonnenbrille – ich war gut gewappnet.

2. Das hätten Sie mal lieber auf dem letzten Städtetrip dabei gehabt:

X a) Ein schlichtes Teil, das zu allem passt und man immer mitnimmt, falls es kühl wird
b) Insgesamt weniger
c) High Heels oder Ankle Boots, irgendwie kam ich mir abends underdressed vor.
d) Ein Statement-Piece, um meinen Look abwechslungsreicher zu gestalten
e) Etwas, das weniger praktisch und dafür ausgeflippter/extravaganter ist

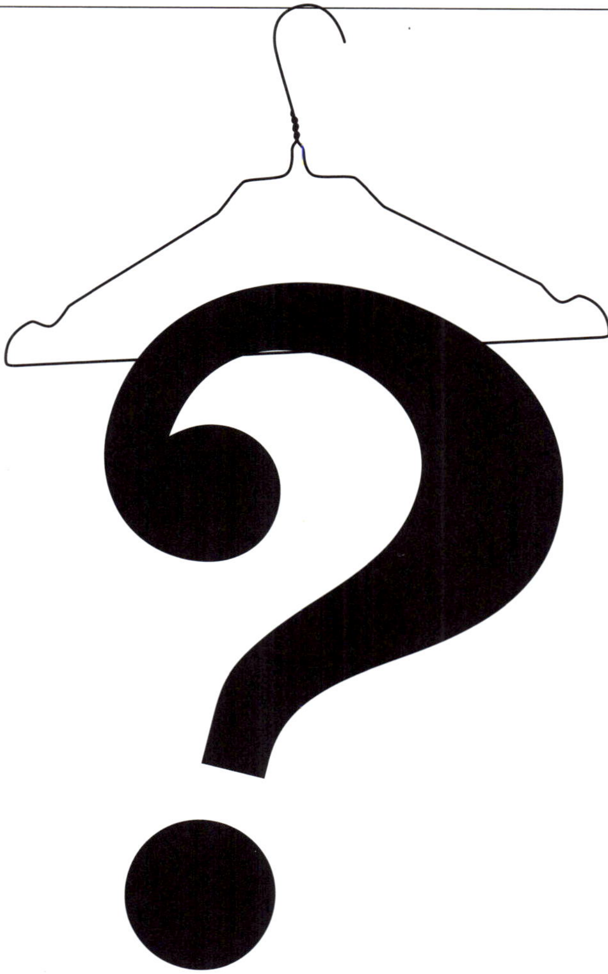

3. Was das Styling angeht, ist meine Stilikone:

a) Victoria Beckham seit 2010, classy, sexy, immer unterwegs

b) Elin Kling, Kate Moss, Leandra Medine, Chiara Ferragni. Ich folge ihnen allen.

c) Cara Delevingne auf dem Weg ins Fitnessstudio

d) Melodie Michelberger und Lena Dunham – individuell eben

X e) Wer sind diese Frauen?

4. Styling ist für mich ...

a) kein großes Thema.

b) bequem und praktisch.

X c) immer und überall das Richtige anhaben.

d) die neusten Trends mitzumachen und aufzufallen.

e) meine Persönlichkeit zum Ausdruck zu bringen.

5. Ich würde das Haus nicht verlassen, ohne ...

a) zu checken, ob ich nicht vielleicht overdressed bin und zu sehr auffalle.
b) mit meinem Outfit komplett zufrieden zu sein.
c) meine Sporttasche.
X d) eine Uhr.
e) aussagekräftige Ohrringe.

6. Wäre ich eine Stadt, dann wäre ich am ehesten:

a) New York
b) London
X c) Berlin
d) L.A.
e) Ich bin nicht so der Stadtmensch, sondern bevorzuge das Land.

7. Mein Style in wenigen Worten:

a) praktisch plus Business-Chic – ich bin viel unterwegs.
X b) auffällig und gerne bunt
c) up to date, trendaffin
d) sportlich und eher nicht zu schick
e) alltagstauglich, unkompliziert und bequem

8. Ich wünsche mir, dass meine Kleidung ...

a) noch besser zu meinem hektischen Leben passt.
b) etwas schicker und femininer wird.
c) mehr über mich aussagt und auch mal einen auffälligeren Look hergibt.
d) sich besser untereinander kombinieren lässt.
X e) weniger wird.

9. Ihre beste Freundin lästert beim Vorführen Ihrer neuesten Modeerrungenschaften:

X a) Hast Du nicht schon so was Ähnliches?
b) Oha, das ist jetzt in?
c) Sportleggings Nr. 587?
d) Von gedeckten Farben hältst du ja eh nichts.
e) Du siehst darin so seriös aus.

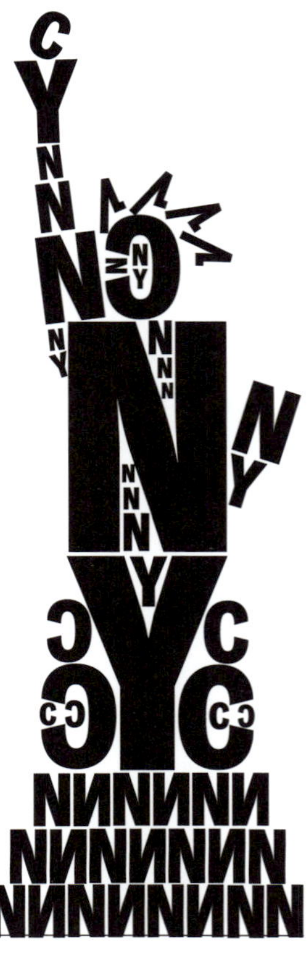

10. Sie sind zu einer Hochzeitsfeier eingeladen und werden ...

a) einen auffällig gemusterten Jumpsuit tragen.

b) wahrscheinlich ein schlichtes Kleid mit einer Feinstrickjacke und flachen Schuhen kombinieren.

c) sich zum Outfit jetzt noch gar keine Gedanken machen.

✗ d) sich wie jedes Mal ärgern, dass Schwarz und Weiß nicht erlaubt sind.

e) auch diesmal wieder aufpassen müssen, dass Sie der Braut nicht die Schau stehlen.

»AUF ALLES ÜBERFLÜSSIGE ZU VERZICHTEN IST EIN ERSTER SCHRITT ZU AUSGEGLICHENHEIT.«

GIORGIO ARMANI

11. In Sachen Kosmetik setzen Sie ganz klar ...

a) auf einen Lippenpflegestift.

b) auf die getönte Tagescreme.

X c) auf das volle Programm mit Nagellack, Conturing-Set, roten Lippenstift.

d) je nach Tagesform und Anlass auf maximal oder minimal viel.

e) auf praktische Basics, die Sie auch immer dabeihaben.

12. Mit Sonnenbrille ...

a) fühle ich mich meistens in meiner Bewegung eingeschränkt.

b) lassen sich die Augenringe verstecken. Her damit!

X c) lässt sich ein divenhafter Auftritt verstärken. Yes!

d) bin ich nur bei 100 %ig wolkenfreien Himmel unterwegs, ansonsten fällt man damit so auf.

e) fühle ich mich je nach Modell in vergangene Zeiten versetzt.

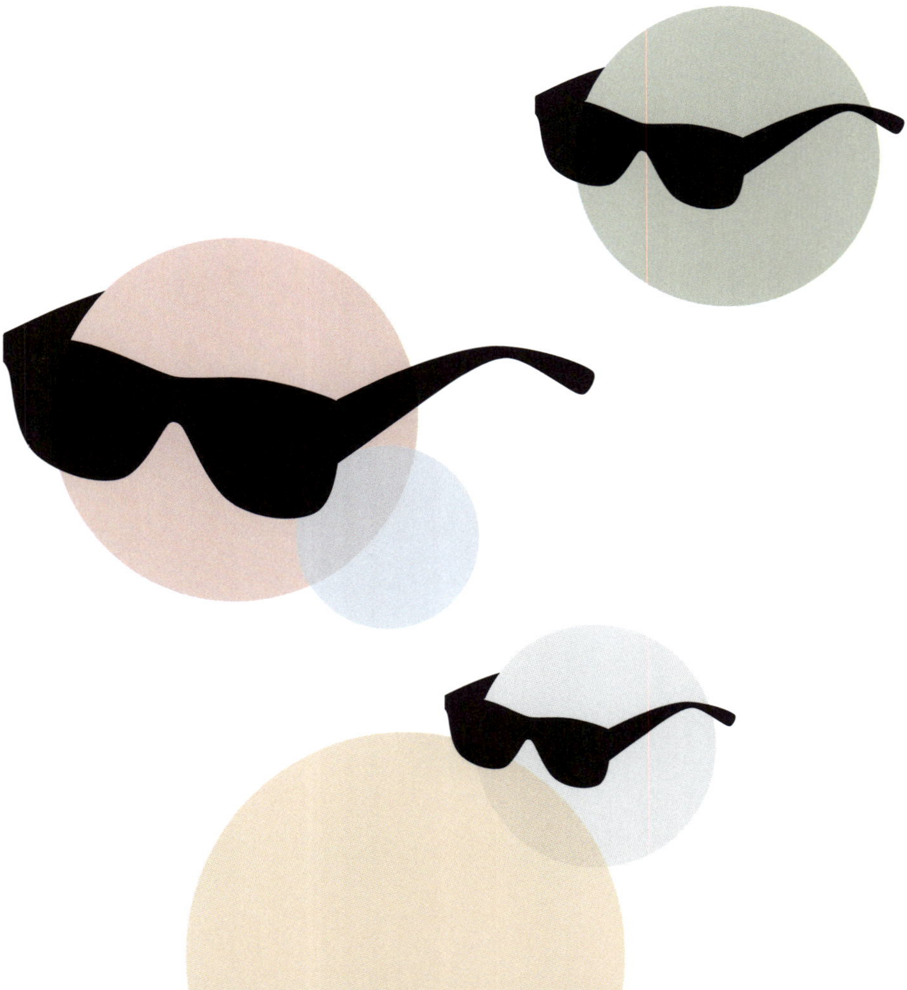

AUSWERTUNG

Lieben Sie auch bunte Farben und Prints oder ist Ihnen ein klassischer, monochromer Black-and-White-Look lieber? Oder interessiert es Sie vielleicht gar nicht sonderlich, was Sie im Alltag tragen, Hauptsache es ist praktisch und bequem?

Welchem Typ entsprechen Sie am ehesten, was genau macht Ihren Lifestyle aus und welche Essentials in Ihrer Garderobe ergänzen Ihre Alltagsgarderobe optimal? Es lohnt sich übrigens immer, einen Blick auf die anderen Typen zu werfen. Eventuell entsprechen Sie je nach Stimmungslage mehreren und können sich so auch von verschiedenen etwas abschauen.

Mit den verschiedenen Fashion-Typen als Orientierung versuchen wir, Ihren individuellen Stil herauszuarbeiten, damit Sie ihre persönliche Garderobe entsprechend optimieren können. Ein Folklorekleid kann noch so schön bestickt sein und die Farben harmonisch zusammengestellt – wenn Sie es nicht anziehen, weil es gar nicht Ihrem Stil entspricht, gehört es auch nicht in den Kleiderschrank. Der ist schließlich kein Museum für Ausstellungsstücke. Ziel ist es, nur absolute Lieblingsteile in die Capsule Wardrobe zu lassen, die Sie auch immer wieder gern tragen und außerdem vielseitig miteinander kombinieren können.

Schauen Sie einfach in der Tabelle unten nach, welche Farbe Sie am häufigsten angekreuzt haben und finden heraus welcher Fashion-Typ sich dahinter verbirgt:

- **Frequent Traveller**
- **Millefleurs-Minimalist**
- **Fast-Fashion-Victim**
- **Mode-hat-keine-Prio-Typ**
- **Active Type**

Frage 1	a	b	c	d	e
Frage 2	a	b	c	d	e
Frage 3	a	b	c	d	e
Frage 4	a	b	c	d	e
Frage 5	a	b	c	d	e
Frage 6	a	b	c	d	e
Frage 7	a	b	c	d	e
Frage 8	a	b	c	d	e
Frage 9	a	b	c	d	e
Frage 10	a	b	c	d	e
Frage 11	a	b	c	d	e
Frage 12	a	b	c	d	e

DIE FÜNF FASHION-TYPEN

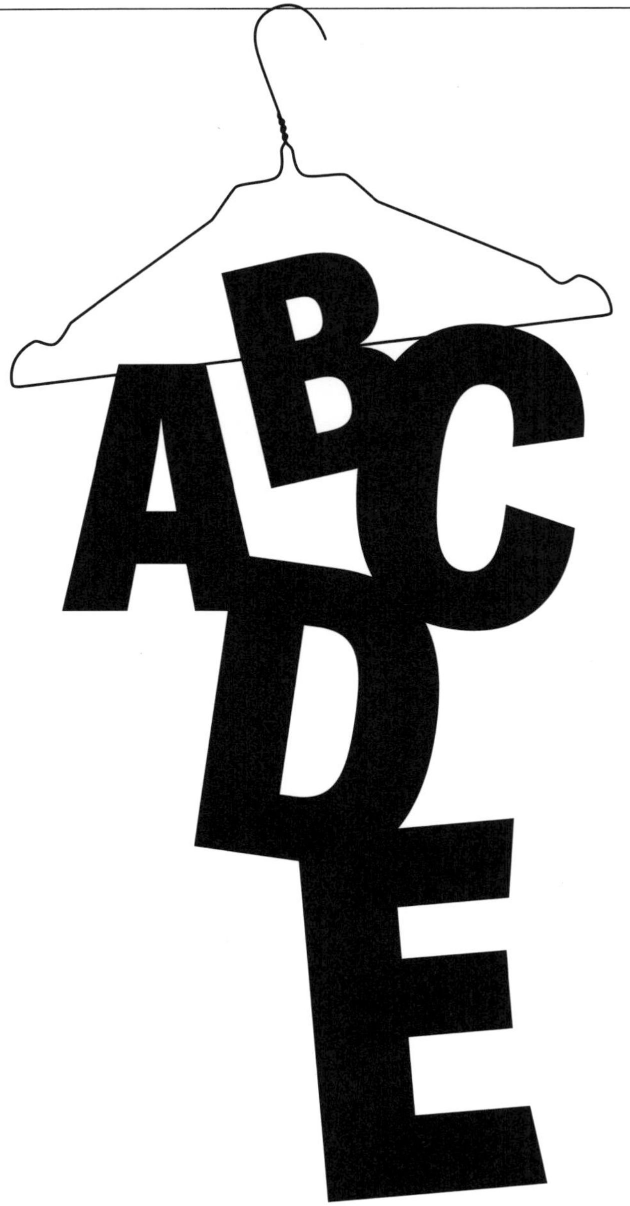

A

FREQUENT TRAVELLER

SIE SIND GERN UNTERWEGS, HABEN WENIG ZEIT UND REISEN DAZU AUCH NOCH VIEL BERUFLICH. MÖGLICHERWEISE HABEN SIE AUCH KINDER UND PROBEN PERMANENT DEN SPAGAT ZWISCHEN BERUF UND FAMILIE. UND ZWISCHENDURCH WOLLEN SIE AUCH NOCH ZUM PILATES.

KEYFACTS

#immerunterwegs #businesswoman #wenigzeit #meilensammlerin #multitasking

IHR KLASSISCHER TAG

Morgens muss es vor allem schnell gehen, schließlich geht um 7 Uhr 30 Ihr Zug nach München oder der Flieger nach London. Sie sind stets gut vorbereitet: Handy, Ladegerät, Sonnenbrille, Laptop sind griffbereit im Handgepäck verstaut und das dunkle Outfit gebügelt. Wer riskiert schon Tomatensaft auf einer weißen Bluse? Am Zielort wird noch einmal der Lippenstift nachgezogen und dann beginnt auch schon das erste Meeting. Am Ende des Arbeitstages geht es noch fix zum Business-Dinner und dann um 21 Uhr auch schon wieder der Flug oder die Zugfahrt nach Hause – oder in die nächste Stadt. Wie viel mehr Zeit bleiben würde, wenn man nicht schlafen müsste.

MOTTO: »WENIGER IST MEHR«

IHRE GARDEROBE
Sie lieben Ästhetik, Design und hohe Produktqualität sowie alles, was schlicht ist. Sie brauchen keine bunte, ausgefallene Garderobe, sondern tragen lieber farblich reduzierte Looks, die auch business-tauglich sind. Hotpants, Oberteile mit tiefem Ausschnitt und Miniröcke sucht man in Ihrem Kleiderschrank vergeblich. Farblich dominieren Schwarz, Weiß, Grau und Nude-Töne. Business-Outfits, evtl. Anzüge, Marlene-Hosen, Kostüme, Bleistiftröcke und cleane Oberteile und Blusen machen den Großteil ihrer Garderobe aus. Für Sie ist es wichtig, dass Ihre Looks korrekt aussehen, aber auf Reisen auch bequem sind. Da Sie wenig Zeit zum Bügeln haben, bevorzugen Sie knitterarme Stoffe, wie etwa Kunstfasern. Alles muss mit allem kombinierbar sein, das spart morgens Zeit und erleichtert das Kofferpacken.

Übersicht über Einteilung der Wardrobe des Working-Girl:

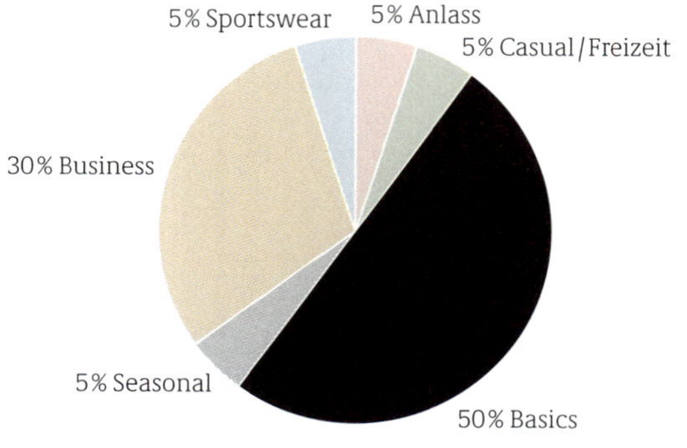

ESSENTIALS
FARBEN: Neutrale Farben, Schwarz (alternativ Anthrazit, Marine), Weiß (alternativ Creme), Grau, Nude, Erdtöne (z.B. Camel), Farbakzente durch Accessoires
MATERIALIEN: Knitterarm und pflegeleicht, Materialien wie z.B. Lyocell/Modal, recyceltes Polyester und Polyamid, generell hoher Elastananteil, hochwertige Wollstoffe // Eher nicht: Leinen- und Baumwollwebstoffe, sie knittern zu stark.
STYLING: Layering- und Business-tauglich, so ist man mit wenigen Teilen auch unterwegs für jeden Wetterumschwung gerüstet
IMMER DABEI / MUSS AUF JEDEN FALL IN DEN KOFFER: immer ein Oberteil zum Wechseln (Stichwort Tomatensaft oder Schweißflecke), breiter Schal (gegen kalte Flugzeugluft), Sportzeug für die Pilatesstunde oder den Sonnengruß vor dem Frühstück.
KEY-PIECES: schwarzer (Rollkragen-)Pullover, schwarze Hose (Schnitt sollte Ihrer Figur schmeicheln: Marlene- oder Zigarettenpassform, je nachdem), Stiefeletten passend zu Hose oder Kleid, nicht zu kleine Handtasche, breiter, warmer Schal.

FREQUENT TRAVELLER

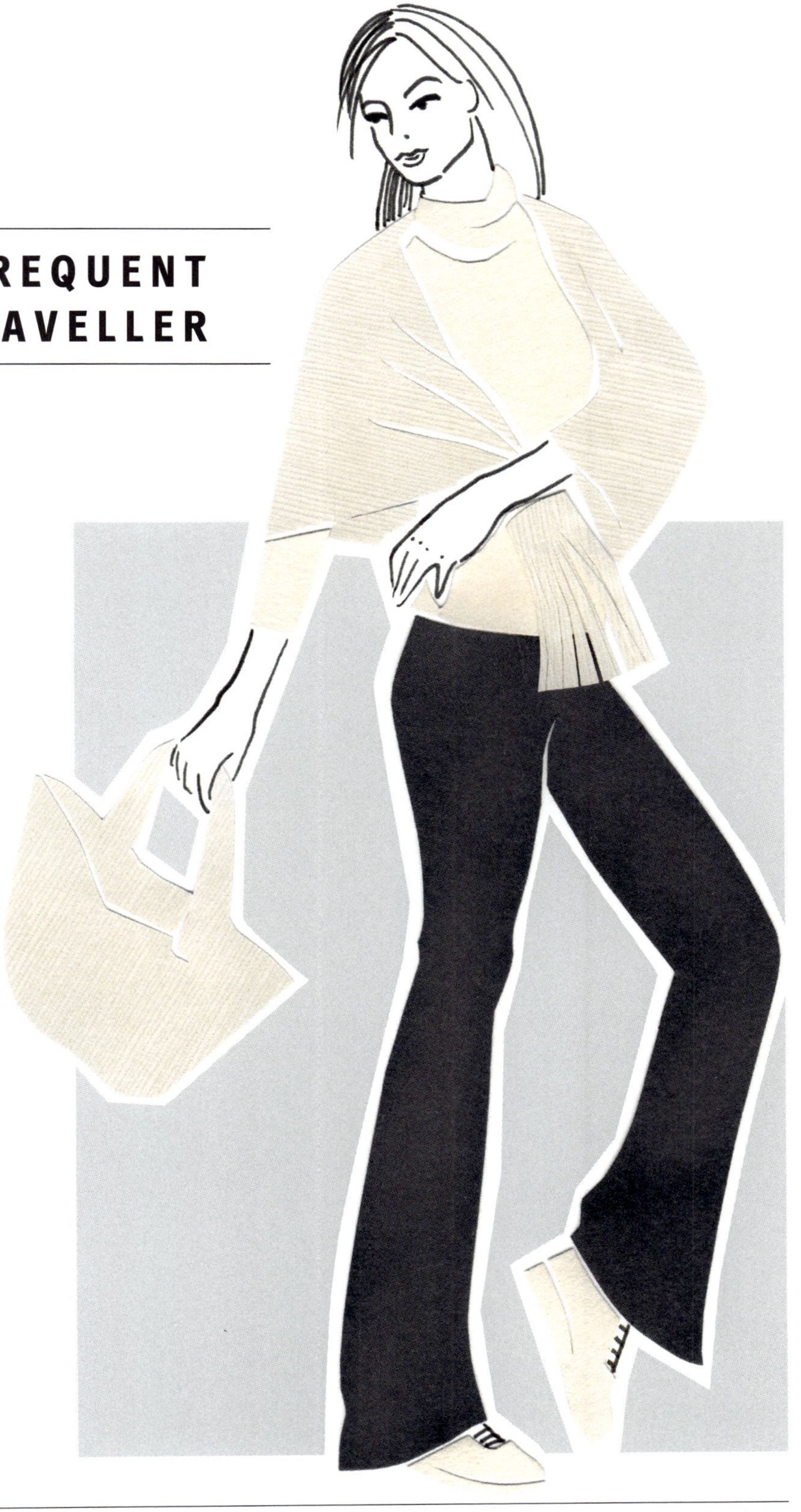

B

MILLEFLEURS-MINIMALIST

SIE WOHNEN VIELLEICHT IN EINER METROPOLE UND SCHLENDERN AM WOCHENENDE GERN ÜBER DIE FLOHMÄRKTE. FÜR SIE IST ES WICHTIG, DASS IHRE LOOKS BESONDERS SIND, IHNEN SPASS MACHEN UND SIE VIELLEICHT GERADE DIE NEUSTE ERRUNGENSCHAFT VOM LOKALEN JUNGDESIGNER PRÄSENTIEREN. SIE FREUEN SICH, WENN SIE AUF IHRE KLEIDUNG ANGESPROCHEN WERDEN UND KÖNNEN HÄUFIG AUCH ETWAS DARÜBER ERZÄHLEN.

KEYFACTS

#StatementPieceLover #Auffallen #BuntistdasneueSchwarz #noPrintnotwithme

IHR KLASSISCHER TAG

Ihrer persönlichen Einschätzung nach haben Sie enormes Glück, denn in ihrem Job dürfen Sie tragen, was Ihnen gefällt. Dementsprechend toben Sie sich gern aus und haben keine Angst vor ausgefallenen Farben, Mustern und Schnitten. Bei dem Gedanken daran, jeden Tag in Nylonstrumpfhose und grauem Kostüm zur Arbeit zu gehen, bekommen Sie kurz eine Gänsehaut und schlüpfen erleichtert in das à la Kandinsky gemusterte Kleid vom Flohmarkt und kombinieren es mit einem knalligen Blazer aus den 1980ern. Und dann sitzen Sie auch schon auf dem Fahrrad und los geht es in die Agentur. In der Mittagspause haben Sie kurz Zeit, um in Ihrer Lieblingsboutique lokale Designerteile anzuprobieren. Abends nur noch ein paar lange Tassel-Ohrringe und schon sind Sie ausreichend gestylt für Drinks mit Freunden. Theoretisch alles fein. Aber wenn ein Blick auf das Thermometer verrät »Ein Pulli wäre klug« und Sie nach dem Sweatshirt mit Polka Dots greifen, sieht das ganze Outfit plötzlich verdächtig nach Verkleidungskiste aus.

MOTTO: »EINZIGARTIGE LIEBLINGSTEILE«

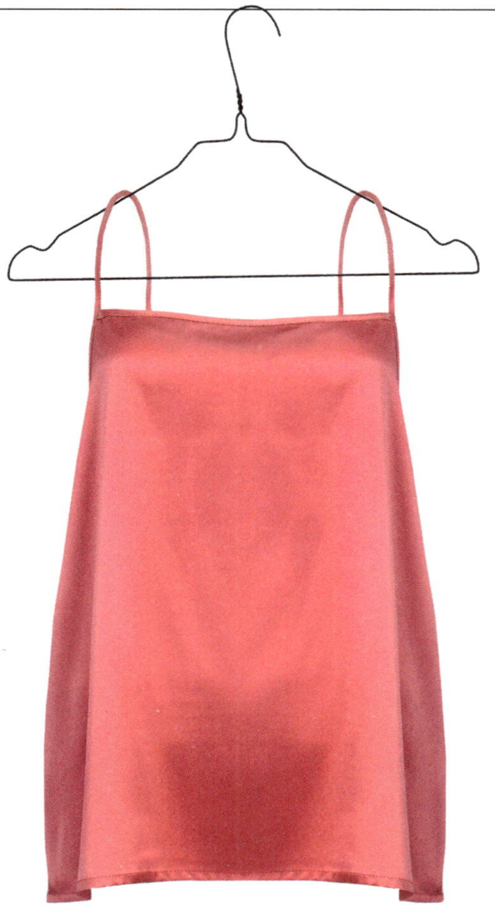

IHRE GARDEROBE

Sie lieben Prints, Muster und Farben. Außerdem sind Sie stolz auf individuelle Einzelteile: Ein schickes Kleid aus den Zwanzigern mit Millefleursprint, ein secondhand Karoblazer vom Flohmarkt und ein Statement-Sweatshirt mit neongelben Ananas kann man ohne Weiteres in Ihrem Kleiderschrank finden. Schlichte unifarbene Hosen und Oberteile sucht man hingegen meist vergeblich. Dennoch: Es wäre hilfreich, wenn die individuellen Unikate farblich zusammenpassen. Schauen Sie mal, welche Prints harmonieren und finden Sie heraus, welche Farben Ihnen schmeicheln. Mischen Sie außerdem vielseitig kombinierbare Basic-Teile darunter und investieren Sie hier ruhig in Qualität.

Übersicht über Einteilung der
Wardrobe des Millefleurs-Minimalist:

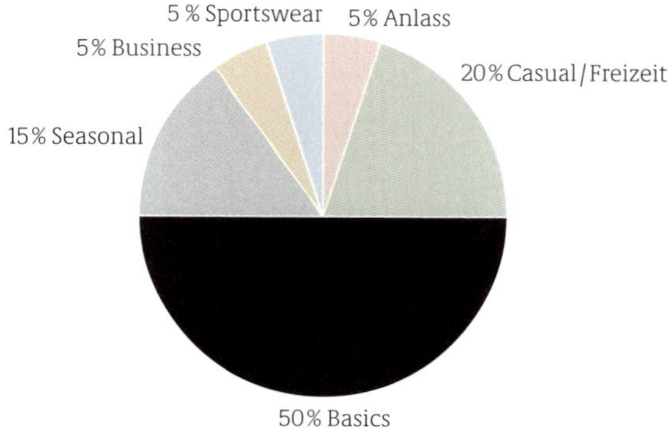

ESSENTIALS

FARBEN: bei Prints auf Kombinierbarkeit achten (z. B. ähnliche Farben innerhalb zweier Prints). Finden Sie heraus, welche Farben Ihnen stehen. Grundsätzlich: Das Farbspektrum im Kleiderschrank auf die Töne reduzieren, die Ihrem Hautton schmeicheln.

MATERIALIEN: Alles geht. Ähnliches Waschverhalten erleichtert die Wäschepflege bei vielen verschiedenen Farben.

STYLING:

- immer auch schlichtere, unifarbene »Brückenteile« einbauen, z.B. Cardigans, T-Shirts
- Die schlichte weiße Bluse mit raffiniertem Schnitt passt zum Vintage-Missoni-Rock und unter den Blazer mit All-over-Print von Anntian.

IMMER DABEI / MUSS AUF JEDEN FALL IN DEN KOFFER:

- Mit reduzierten Accessoires arbeiten: Eine unifarbene Tasche passt zu jedem Outfit.
- Manchmal darf es nicht zu flippig sein? Ein klassischer, knöchellanger Trenchcoat verdeckt im Zweifelfall alles, ohne dass es darunter klassisch zugehen muss.

KEY-PIECES: Die Statement-Teile: Blazer/Kimono, Kleid, Rock, Hose, klassischer (Retro-) Trenchcoat.

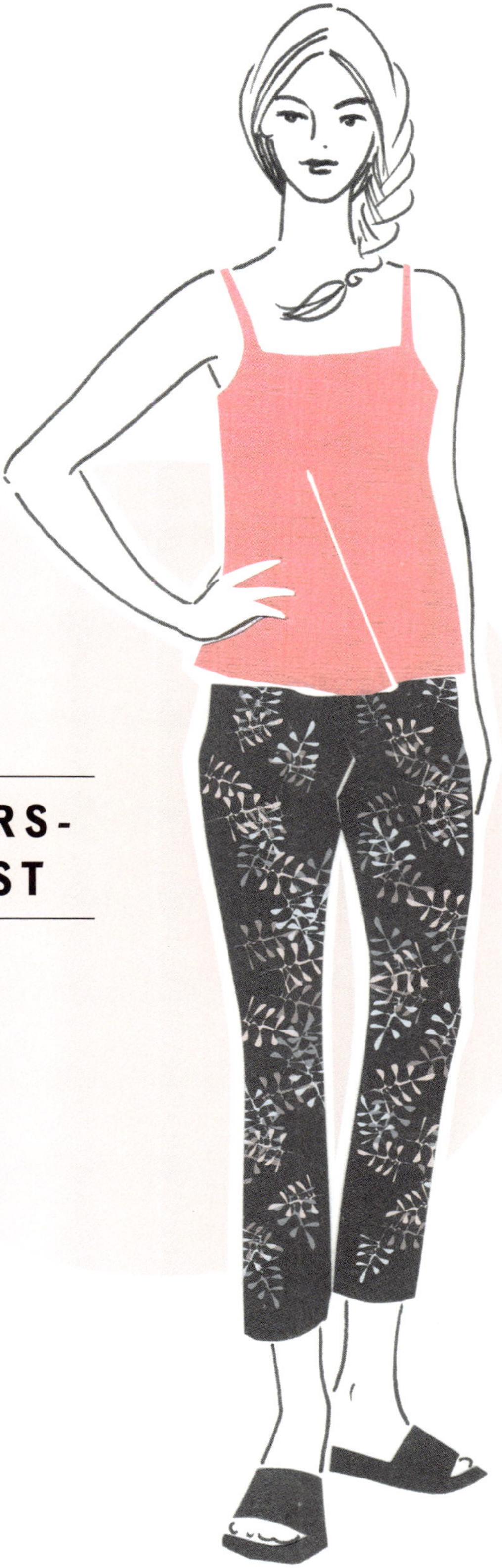

MILLEFLEURS-MINIMALIST

C

MODE-HAT-KEINE-PRIO-TYP

SIE LIEBEN DAS LEBEN UND IHREN ALLTAG UND SIND MIT VOLLEM EINSATZ DABEI. KLEIDUNG IST FÜR SIE IM ALLGEMEINEN EIN MITTEL ZUM ZWECK. SIE FINDEN ÜBERHAUPT, DASS DER FOKUS AUF DIE ÄUSSERE ERSCHEINUNG GESELLSCHAFTLICH EINEN VIEL ZU HOHEN STELLENWERT HAT.

KEYFACTS

#ModeistNebensache #dieinnerenWertezählen #bettersafethansorry #practicalityisKing

IHR KLASSISCHER TAG

Sie haben viel um die Ohren: Job, Familie, Freunde. Wenn alle etwas von Ihnen wollen, sind Sie in ihrem Element. Morgens machen Sie sich nicht allzu viele Gedanken um Ihr Outfit. Das heißt aber nicht, dass Sie sich nicht zurechtmachen oder gar ungepflegt in den Tag starten, es darf nur gern alles unkompliziert und praktikabel sein. Am sympathischsten sind Ihnen Outfits, die sich für mehrere Anlässe eignen. Bevor Sie riskieren, zu sehr aufzufallen, wählen Sie lieber einen gedeckten Klassiker. Und wenn die nächste Hochzeitseinladung im Briefkasten liegt, sind Sie leicht genervt, weil das universelle schwarze Lieblingskleid nun doch nicht getragen werden darf. Am Abend sind Sie mit Freundinnen in der neuen Hipster-Bar verabredet. Einen Moment lang erwägen Sie abzusagen, weil Sie im Zwiespalt sind zwischen »Das Outfit ist einfach zu krass.« und »Darin fühle ich mich jetzt zwar wohl, bin dort aber sicher underdressed«. Mode ist Ihnen am Ende aber nicht wichtig genug, als dass Sie darin ein Problem sehen, aber das eine oder andere Mal wären Sie doch gern ein bisschen souveräner in der Kleiderwahl.

MOTTO:
»UNTERSTREICHEN SIE IHRE PERSÖNLICHKEIT.«

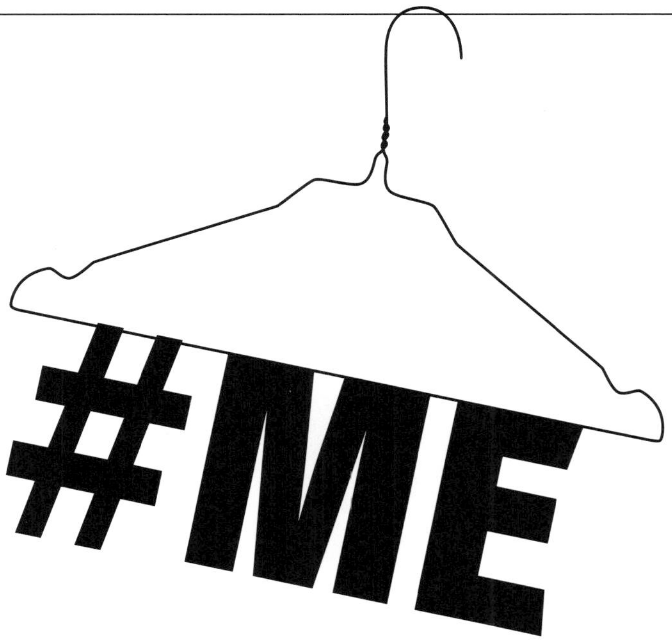

IHRE GARDEROBE

Es kann gut sein, dass in Ihrem Kleiderschrank noch die Hüftjeans aus den 90ern und die dazu passende Jeansjacke hängen. Sie kaufen selten Neues und zwangsläufig misten Sie auch selten aus. So gesellen sich hier Streifenshirts, Sweatjacken und praktische Röhrenjeans zu Ballerinas und Sneaker. Wahrscheinlich haben Sie irgendwo auch ein paar Pumps sowie einen Blazer für die Firmenfeier oder das Theater und damit scheinen Sie auch schon ausreichend ausgestattet. Dennoch: Finden Sie heraus, welche Farben sie mögen und Ihnen gut stehen. Das wird in Zukunft »Ihre« Farbe in den verschiedenen Tonabstufungen. In welchen Teilen fühlen Sie sich selbst am attraktivsten? Tragen Sie gern Röcke oder Kleider? Vielleicht probieren Sie auch mal eine neue Hosenform? Versuchen Sie, ein Farbkonzept in Ihre Garderobe zu bringen und achten Sie darauf, dass alle Teile miteinander zu kombinieren sind.

Übersicht über Einteilung der Wardrobe des »I don't know«-Fashion-Typs:

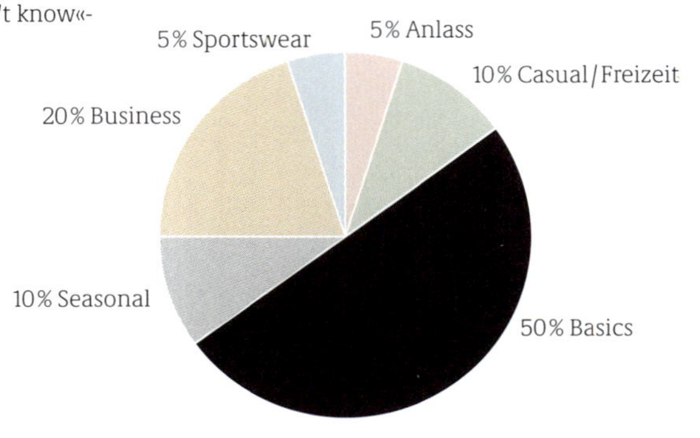

ESSENTIALS

FARBEN: Schlichte und gedeckte Farben – Schwarz (alternativ Anthrazit oder Marine), Weiß (alternativ Creme), Nude/Camel, Jeans. Aber wagen Sie auch einmal etwas! Finden Sie ihre liebste Farbe und bauen Sie ihren Schrankinhalt in den Varianten dieser Farbe auf. Diese Teile werden Ihre Grundgarderobe ergänzen.

MATERIALIEN: Jeans, Baumwolljerseys, Strickstoffe, Tencel/Modal

STYLING:

- aussagekräftige Kette zum schlichten T-Shirt
- Egg-Shape-Mantel mit Muster oder in einer kräftigen Farbe zum Aufpeppen von einfachen Outfits
- Experimentieren Sie mit einem tieferen Ausschnitt oder einem ausgefallenen Oberteil
- eine Statement-Tasche. Investieren Sie ruhig in Qualität.

IMMER DABEI / MUSS AUF JEDEN FALL IN DEN KOFFER:

Großer (bunter) Schal und die Statement-Handtasche, Lippenstift

KEY-PIECES: Farbiges Lieblingskleid, Lieblingsmantel, ausgefallenes Oberteil, schicke, gern klassische schwarze High Heels/Stiefeletten, Statement-Handtasche

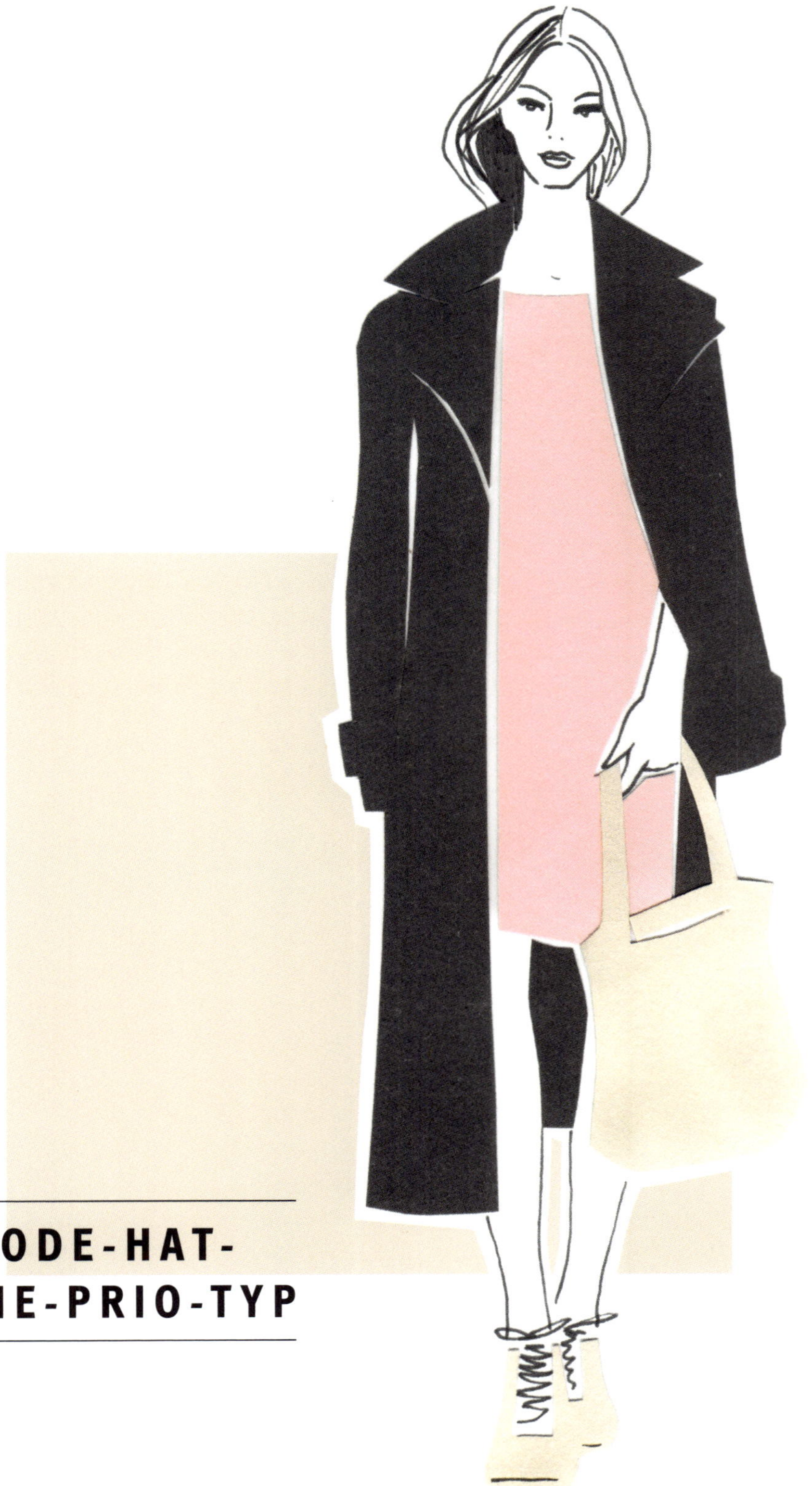

MODE-HAT-
KEINE-PRIO-TYP

D

FAST-FASHION-VICTIM

SIE LIEBEN MODE UND IHR OUTFIT IST FÜR SIE WEIT MEHR ALS NUR KLEIDUNG. SIE LEGEN WERT DARAUF, IMMER UND ÜBERALL EINE AUSGEZEICHNETE FIGUR ZU MACHEN. SIE VERFOLGEN DIE NEUSTEN TRENDS AKTIV IN DEN SOZIALEN NETZWERKEN UND SIND NATÜRLICH UNTER DEN ERSTEN, DIE DIESE AUCH AUF DER STRASSE PRÄSENTIEREN. DASS SICH DIESE TRENDS SCHNELL ÄNDERN PASST IHNEN NUR ZU GUT – SO BLEIBT AUCH IHR STIL ABWECHSLUNGSREICH UND SIE KÖNNEN SICH IMMER WIEDER KOMPLETT NEU ERFINDEN.

KEYFACTS

#jemehrdestobesser #trendaffin #HereIam #Iwantitall #instafashion

IHR KLASSISCHER TAG

Der Wecker klingelt und Sie starten mit Elan in den Tag. Ihren Matcha-Latte trinken Sie noch während des Schminkens, nicht ohne zuvor schnell ein Foto für Instagram gemacht zu haben. Heute stehen wichtige Termine an, bei denen Sie auch fotografiert werden. Sie entscheiden sich für das Outfit, das Ihrer Figur am meisten schmeichelt, obwohl bei Culottes, Oversized-Sweatshirts samt Sneakern aktuell das Trendbarometer laut Instagram maximal ausschlägt. Zum Glück haben Sie noch ein anderes Outfit als Option rausgelegt, denn auf die Schnelle etwas aus dem Schrank zu ziehen würde in einer Klamottenlawine enden. So richtig happy sind Sie aber auch mit dieser Auswahl nicht, denn irgendwie ist Peach nicht so Ihre Farbe. Mit einem Seufzer und »Nun ziehe ich das Teil schon wieder nicht an, dabei war es ganz schön teuer“ legen Sie das bislang ungetragene Kleid auf den Muss-ich-bei-Gelegenheit-mal-aussortieren-Stapel und nehmen sich fest vor, nicht mehr JEDEN Trend mitzumachen und vor allem, weniger Zeit in die Auswahl eines Outfits zu investieren. Sie sind schon viel zu spät dran.

MOTTO: »FINDEN SIE IHREN EIGENEN STIL.«

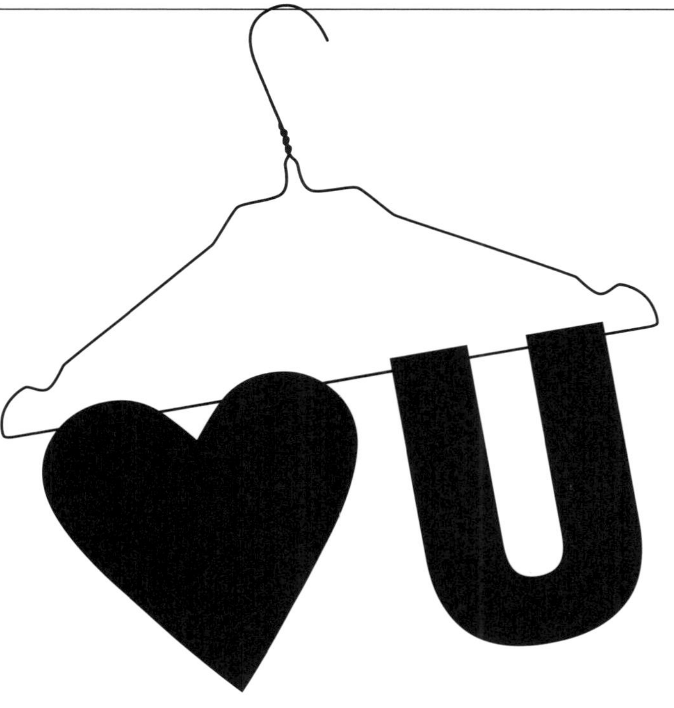

IHRE GARDEROBE

In Ihrem Kleiderschrank finden sich Beispiele für alle Trends der vergangenen Saisons: High-waist-Jeans und Schlaghose, Neon-all-over-Teile sowie weiße Sneaker. Natürlich haben Sie Culottes, Einhorn-Sonnenbrillen und Statement-T-Shirts mit einer #feministischen Message. Ihre Garderobe umfasst alle Farben und Formen sowie Stile – Sie probieren alles aus. Dennoch: Finden Sie heraus, welche Teile wirklich Ihren individuellen Stil ausdrücken. Welche Farben stehen Ihnen am besten? In welchen Kleidungsstücken fühlen Sie sich am wohlsten und was unterstreicht Ihre Persönlichkeit? Versuchen Sie Ihren Kleiderschrank von Ein-Tages-Looks und Schrankleichen zu befreien. Behalten Sie Ihre Lieblingsteile und achten Sie darauf, dass alle Teile miteinander kombinierbar sind. Investieren Sie vor allen Dingen in hochwertige Basic-Teile, die hinsichtlich Farbe und Schnitt Ihrem Typ schmeicheln.

Übersicht über Einteilung der Wardrobe des Fast-Fashion-Victim:

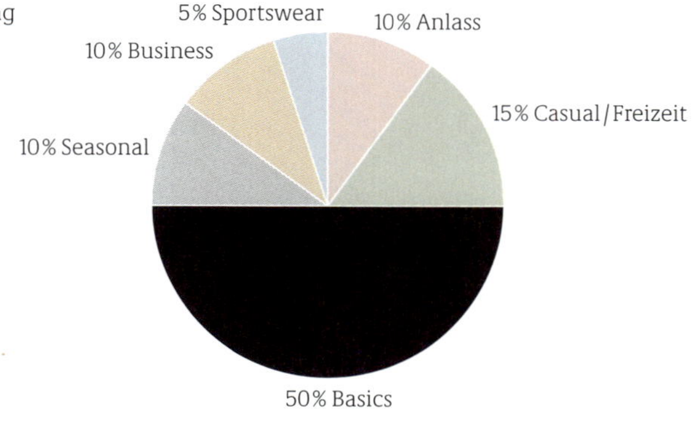

ESSENTIALS

FARBEN: Finden Sie heraus, welche Farben Ihnen stehen. Ein Key-Piece in einer Akzentfarbe pro Kategorie reicht: Less is more

MATERIALIEN: Key-Pieces gemixt mit hochwertigen Basics. Achten Sie auf Qualität, denn billige Materialien werten das ganze Outfit ab.

STYLING:

Kombinieren Sie gleiche Farben innerhalb eines Outfits (z. B. Jeans-Ober- und -Unterteil) oder tragen Sie Sneaker zu einem eher schicken Look, um interessante Gegensätze innerhalb eines Allover-Looks zu kreieren.

IMMER DABEI / MUSS AUF JEDEN FALL IN DEN KOFFER:

- Ein kleiner Zettel im Portemonnaie: Keine Impulskäufe mehr!
- Wenn ein Kleidungsstück ausgefallen ist, dann seien Sie sich sicher, dass Sie es häufig tragen werden.
- Tauschen Sie verrückte Teile unter Freundinnen.

KEY-PIECES: Die perfekt sitzende High-waist-Hose, der Lieblingspulli in einer Unifarbe, die Qualitätslederjacke oder der Trenchcoat, sorgfältig verarbeitete Oversized-Bluse, ein paar hochwertige Sneaker

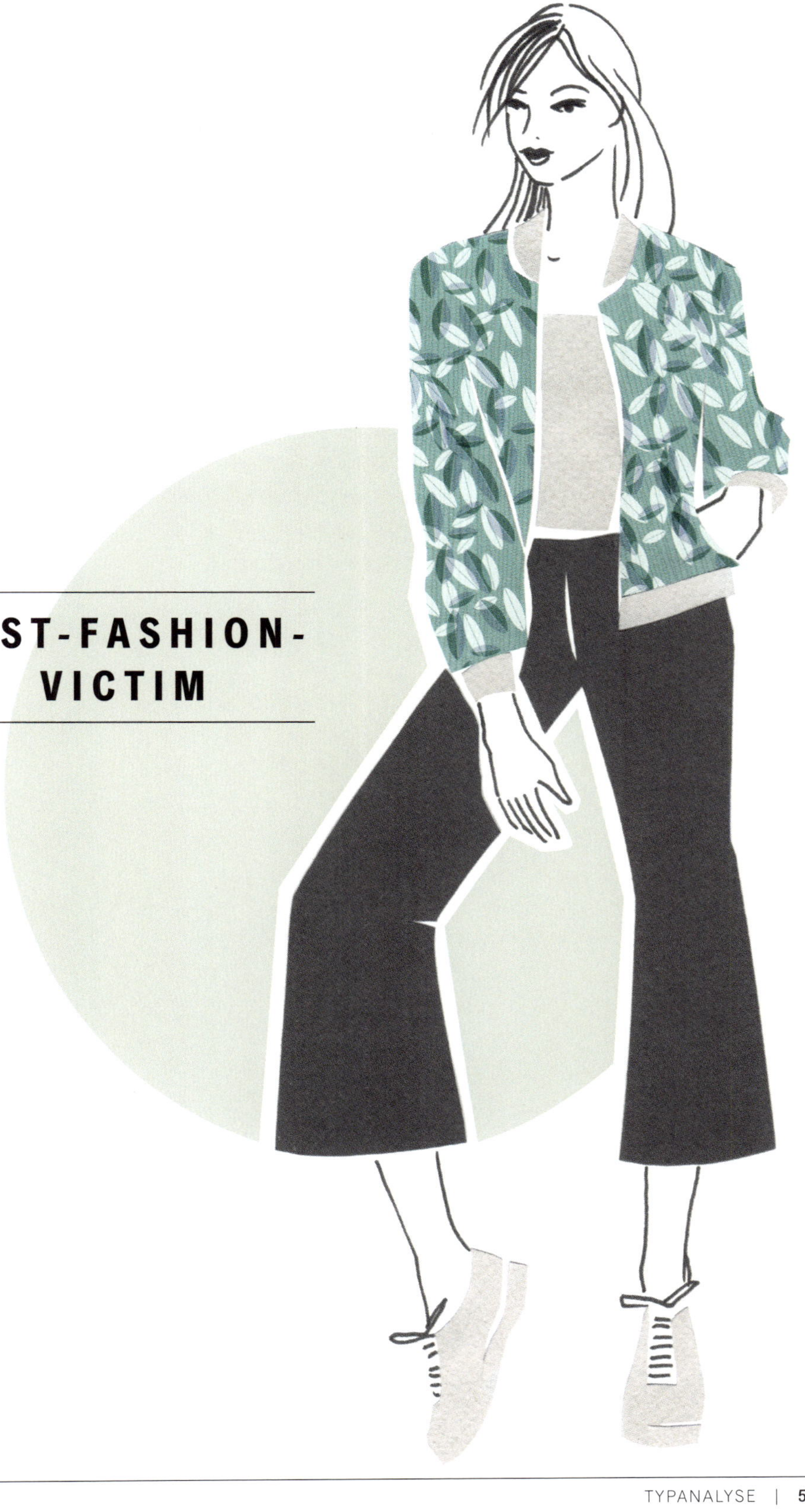

FAST-FASHION-VICTIM

E

ACTIVE TYPE

SIE GESTALTEN IHREN ALLTAG AKTIV UND SIND IMMER ENTSPRECHEND GEKLEIDET – EGAL OB IM FITNESSSTUDIO ODER AUF EINER FAHRRADTOUR. SIE HABEN EINFACH KEINE LUST AUF EINENGENDE KLEIDUNG ODER SCHUHE, DIE DRÜCKEN, DAHER BEHALTEN SIE IHR YOGA-OUTFIT AM LIEBSTEN EINFACH AN.

KEYFACTS

#sporty #Athleisure #workout #healthyliving #gym

IHR KLASSISCHER TAG

Während andere noch die Schlummertaste am Wecker drücken, haben Sie schon den 8-km-Lauf hinter sich. Bei jedem Wetter radeln Sie zur Arbeit, es kommt schließlich nur auf die richtige Funktionsjacke an. Sneaker sind die einzige Art von Schuhen in Ihrem Bestand, und der Sinn von hohen Absätzen erschließt sich Ihnen überhaupt nicht.

Für den Abend war der Plan, direkt nach der Arbeit zum Yoga und anschließend zu einem Date zu fahren. Aber dann fragt die Kollegin, wie in aller Welt man es schaffen kann, dazwischen noch nach Hause zu fahren, um sich frisch zu machen. Anscheinend ist dafür eine etwas andere Aufmachung notwendig, denken Sie verunsichert. Aber femininere, schickere Kleidung gibt der Schrank ohnehin nicht her. Oje!

MOTTO: »ATHLEISURE-LOOK HOCHWERTIG GESTYLT«

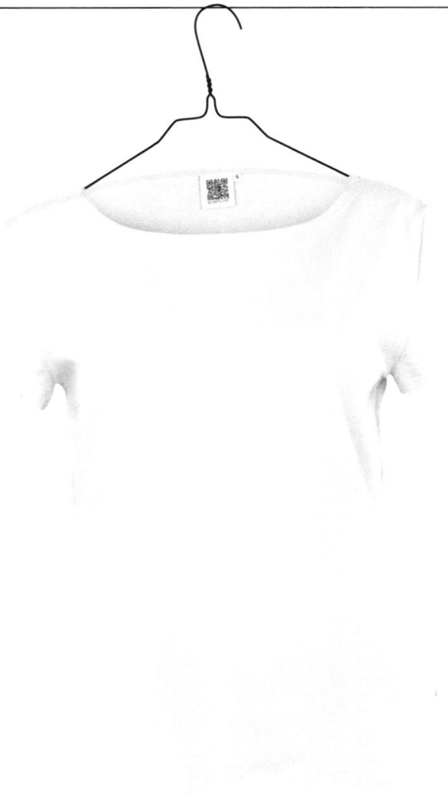

IHRE GARDEROBE

Schaut man in Ihren Kleiderschrank, findet man zum überwiegenden Teil Sport- und Funktionskleidung. Jede Menge Leggings, Shorts und Tops in den unterschiedlichsten, oft knalligen Farben. Natürlich besitzen Sie auch Jeans und T-Shirts und Ihre Sweatjacken tragen Sie auch im Kino. Je nach Job besitzen Sie möglicherweise auch ein paar Business-Outfits, aber wenn es regnet, ist Ihre einzige Option immer nur die hellblau-grüne Regenjacke, die beim Joggen so praktisch und leicht ist? Finden Sie heraus, welche Teile Sie am häufigsten zum Sport tragen und welche sich tatsächlich auch für den Alltag eignen. Können Sie ein Farbschema erkennen? Investieren Sie in gedecktere Farben und ruhige Muster oder Unifarben. Ergänzen Sie schlichte Basic-Teile, die zu Ihrem sportlichen Stil passen, sich aber auch up-stylen lassen. Können Sie sich auch zu einem Kleid durchringen? Probieren Sie verschiedene Hosenschnitte. Vielleicht stellen Sie fest, dass Ihnen außer der heißgeliebten Leggings auch ein ganz anderer Schnitt schmeichelt und tragbar erscheint. Investieren Sie in wenige Key-Pieces, mit denen Sie Ihren üblichen Look im Handumdrehen aufpeppen können.

Übersicht über Einteilung der Wardrobe des Athleisure-Typs:

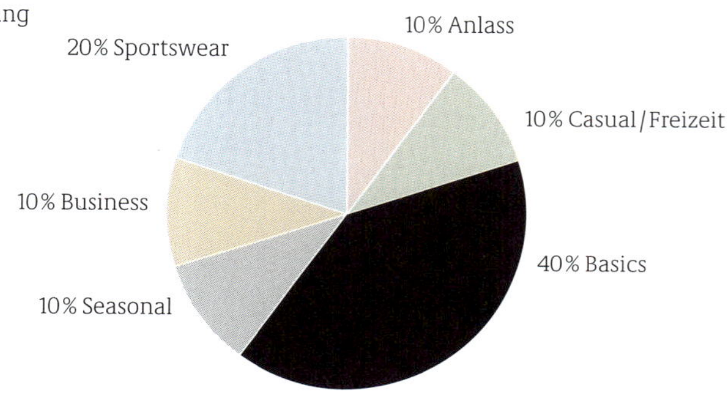

ESSENTIALS

FARBEN: Bei Leggings und Sneakern auf cleane und schlichte Farben achten, Neonfarben und Sportmarkenlogos taugen nicht für den Alltag.

MATERIALIEN: • Athleisure ist Ihr Trend: Sie dürfen sportliche Kleidung und Materialien in den Alltag integrieren. Achten Sie auf den Elastan-Anteil für mehr Bequemlichkeit.

• Transparente Stoffe oder Einsätze machen den Look femininer.

• Sweatshirts ohne Prints eigenen sich für das Sportstudio und für die Arbeit.

STYLING: • Den Sport-BH gegen einen Spitzenbra tauschen; so wird das schlichte Jersey-Yoga-Top abendtauglich.

• Auf eine Jacke setzen, die Funktion und Ästhetik vereint! Das Suchen lohnt sich.

• Spielen Sie mit verschiedenen Materialien: Eine Lederjacke, ein smarter Trenchcoat oder eine leicht transparente Bluse können Ihren sportlichen Look pimpen und abendtauglich machen.

• Spielen Sie mit raffinierten oder ausgefallenen Schnitten.

ACTIVE TYPE

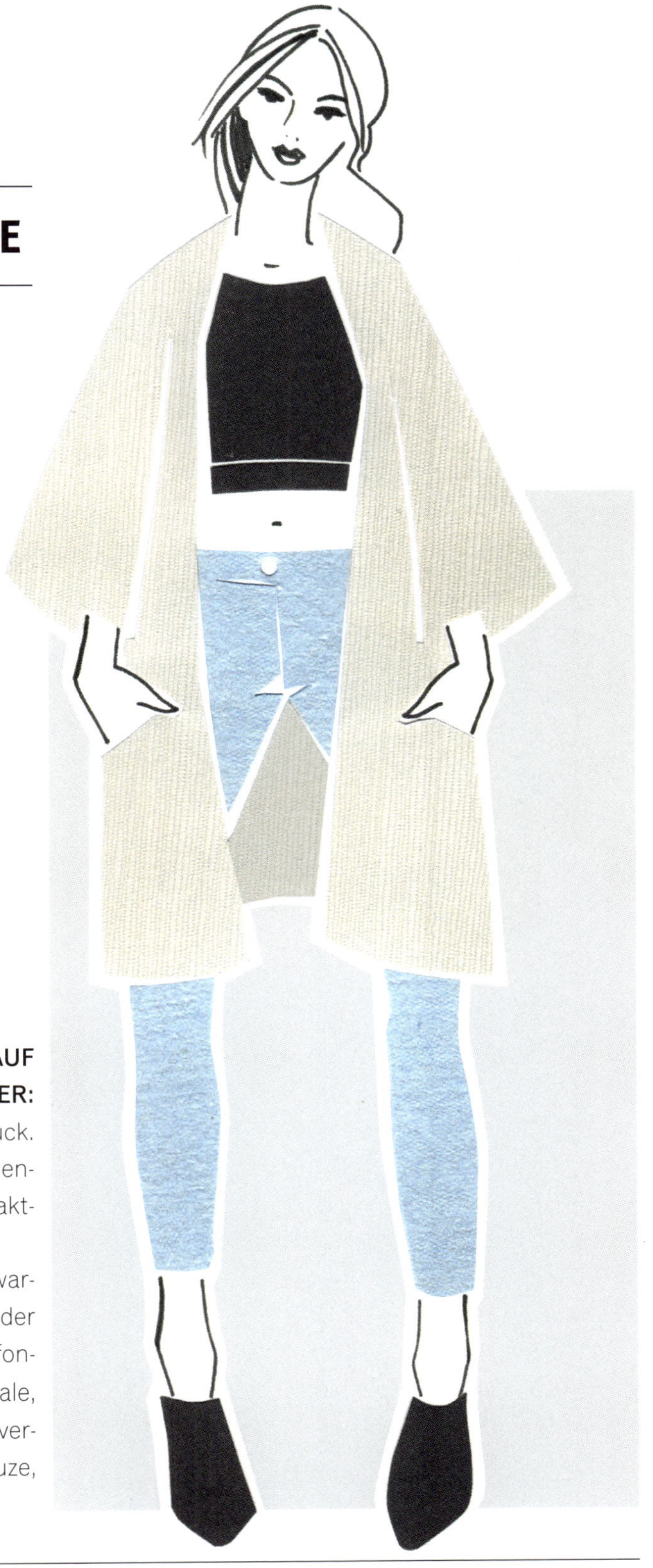

IMMER DABEI / MUSS AUF JEDEN FALL IN DEN KOFFER: Ein wenig schlichter Schmuck. Achten Sie auf Tasche, Sonnenbrille, Schuhe und Kompaktpuder.

KEY-PIECES: Schlichtes schwarzes Sport-Top, Spitzen-Top oder -BH oder transparente Chiffonbluse, eine Stoffhose, normale, dünne Söckchen, zeitloses Oversize-Sweatshirt ohne Kapuze, Zipper und Aufdrucke.

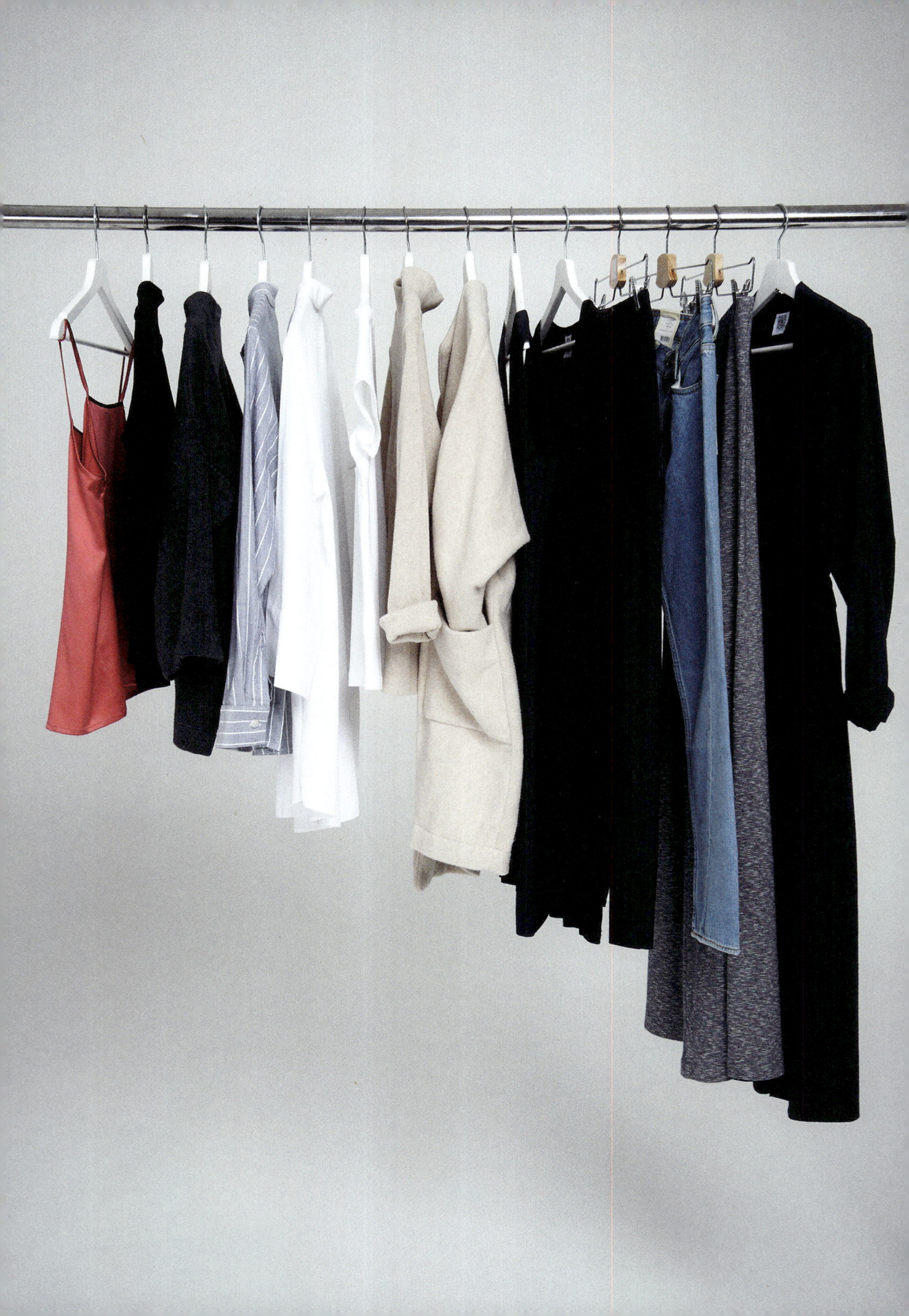

4

CAPSULE WARDROBE

Nun wollen wir uns auch endlich der konkreten Zusammensetzung der Capsule Wardrobe widmen. Welche Essentials sind unverzichtbar? Welche davon haben Sie schon und was sollte noch ergänzt werden? Lernen wir außerdem, wie man mit einer Grundgarderobe verschiedene Outfits zusammenstellt.

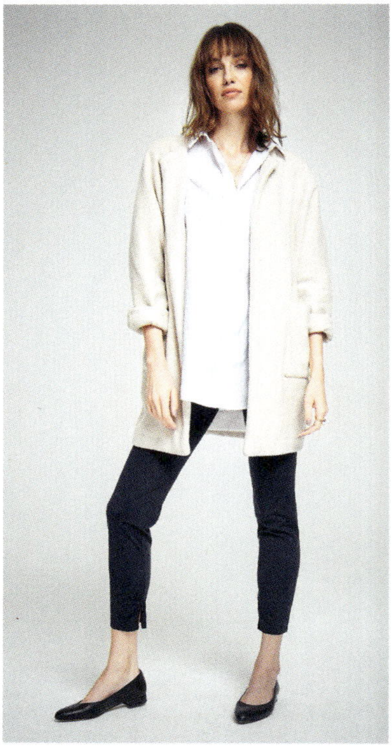
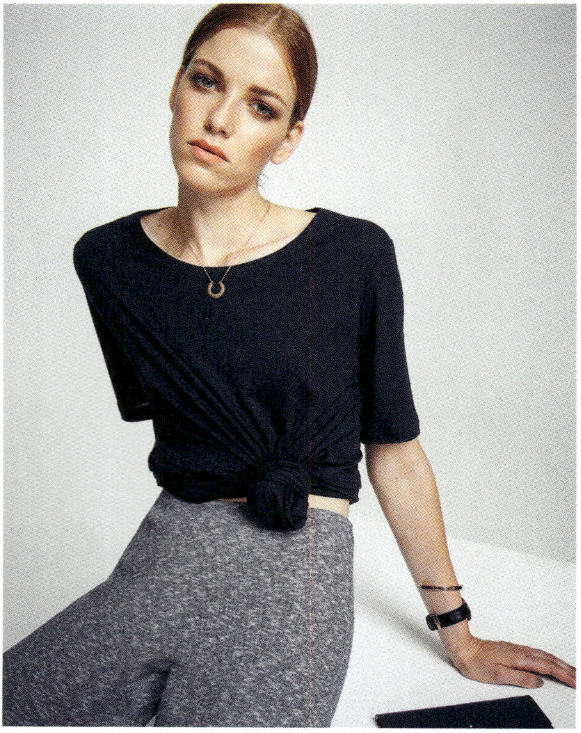
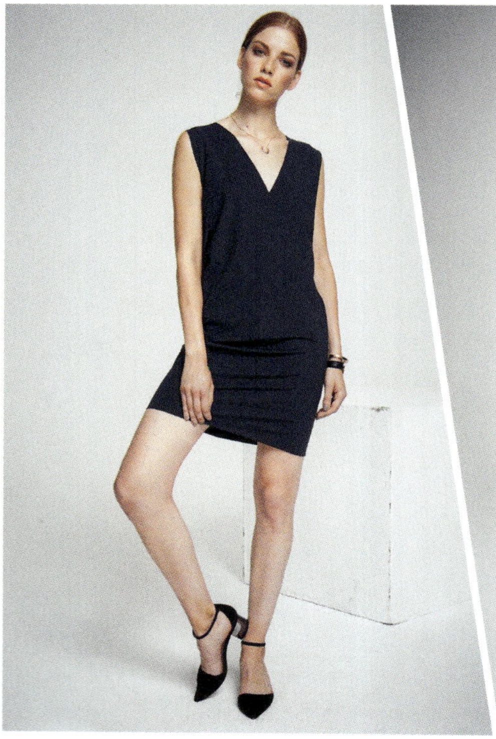
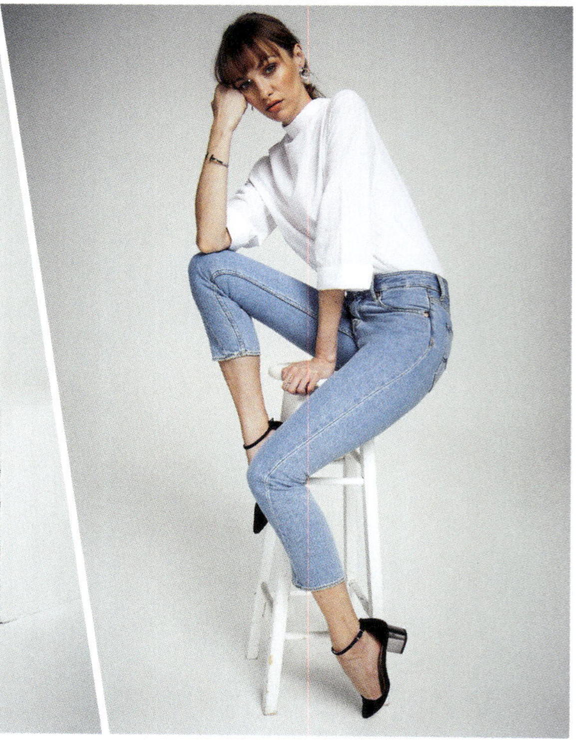

ÜBERSICHT GRUNDGARDEROBE

ZIEL IST ES, EINE ZU IHNEN UND IHREM LEBEN PASSENDE, INDIVIDUELLE GARDEROBE ZUSAMMENZUSTELLEN, DIE SIE MÖGLICHST VIELSEITIG KOMBINIEREN KÖNNEN.

Bei der Neuanschaffung sollte den Kleidungsstücken Ihr Herz zufliegen. Gemischte Gefühle oder Unsicherheit hinsichtlich des Stils führen nur dazu, dass die neuen Errungenschaften flugs zu Schrankleichen oder Ausstellungsstücken mutieren. Das soll Sie nicht davon abhalten, eine mutige Entscheidung zu treffen oder etwas auszuprobieren. Ähnliches gilt auch fürs Styling: Welche Kleidungsstücke lassen sich womit kombinieren? Wir haben wohl alle unsere Lieblingskombinationen, dabei ändert sich ein Look manchmal völlig, allein durch die Variation der Absatzhöhe. Wir haben für diesen Guide lange die unterschiedlichsten Teile kombiniert, Looks vorbereitet, begutachtet und wieder verworfen, neue Teile hinzugefügt, andere entfernt. Als Gründerinnen eines nachhaltigen Modelabels, das nicht auf eine Capsule Wardrobe fokussiert ist, war das gar nicht so einfach. Wir entwerfen Kollektionen im halbjährigen Takt, also im branchenüblichen Minimum, und obwohl wir viele Lieblingsteile haben, die als sogenannte Never-out-of-stock-Artikel dauerhaft im Sortiment sind, gehören wechselnde Kollektionen zu unserem Geschäftsmodell. Das bewusste Einschränken fiel uns also zunächst nicht leicht. Allerdings genossen wir so auch den Luxus aus einem Fundus von mehreren JAN 'N JUNE-Kollektionen schöpfen und die idealen Teile auswählen zu können. Aufgestockt durch geliehene Jungdesigner-Accessoires, unseren eigenen Kleiderschrank, Teile anderer fairer Modelabels oder Kleidungsstücke aus dem Fundus der Kleiderei haben wir eine beispielhafte Grundgarderobe zusammengestellt und es uns nicht nehmen lassen, auch auf die fünf verschiedenen Typen einzugehen.

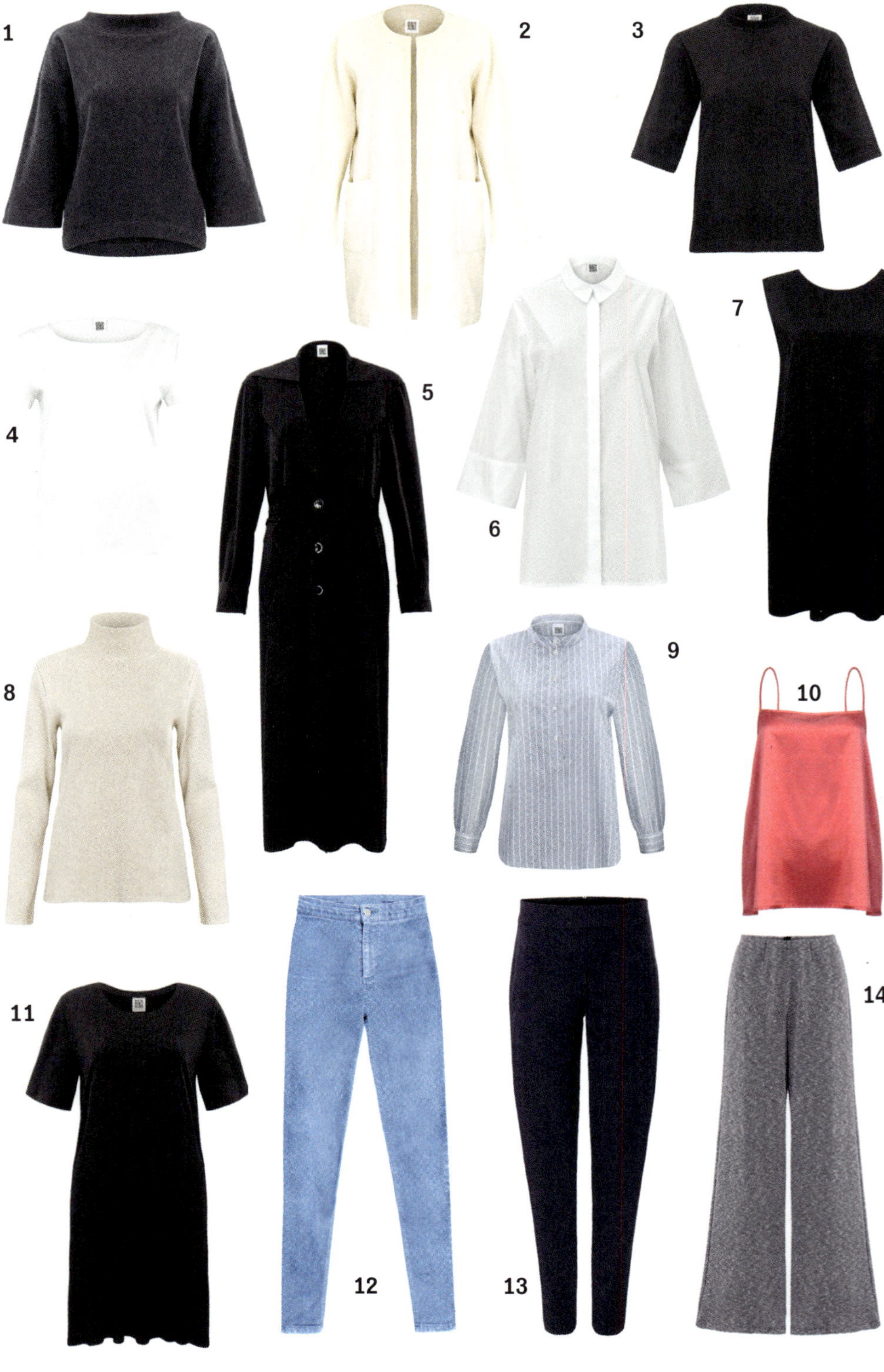
1
2
3
4
5
6
7
8
9
10
11
12
13
14

Zurück zur Grundgarderobe. Beim Shooting haben wir 14 Kleidungsstücke (7 Oberteile, 3 Unterteile, 2 Kleider und 2 Mäntel), 5 Paar Schuhe sowie diverse, möglichst zeitlose Accessoires eingesetzt. Frei nach dem Motto „Mix & Match“ hat unsere Fotografin Lena viele, aber längst nicht alle möglichen Outfit-Kombinationen fotografiert.
Auch nicht unerwähnt sollte bleiben, dass die Auswahl am ehesten für durchschnittlich verregnetes bis etwas besseres Wetter geeignet ist. Nordeuropa eben.

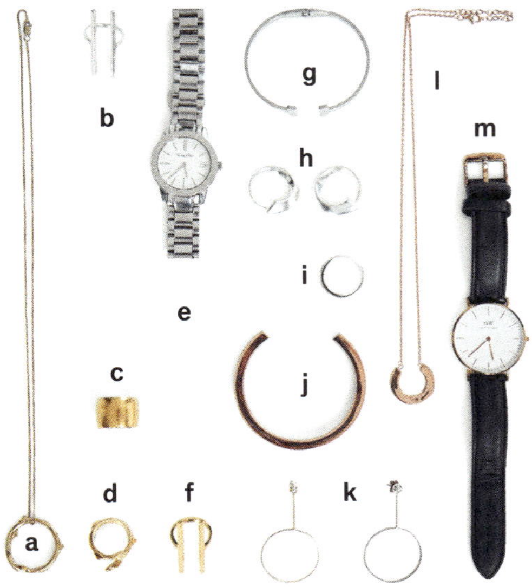

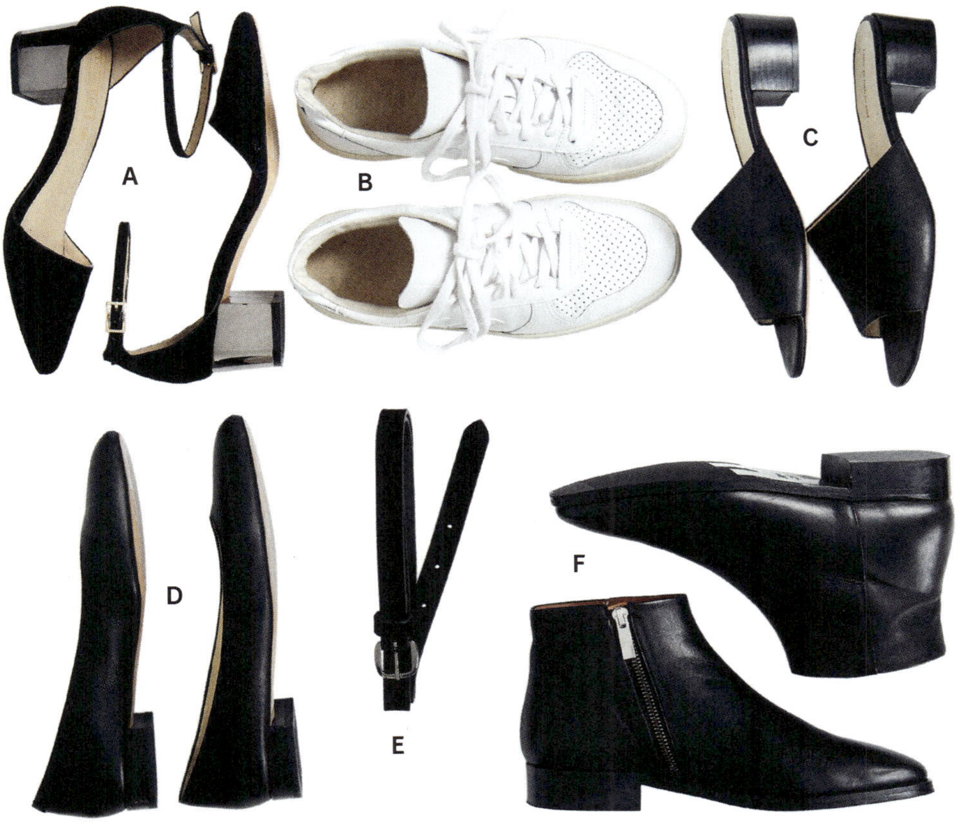

CHECKLISTE FÜR DIE GRUNDGARDEROBE

EINE VERBINDLICHE OBERGRENZE AN KLEIDUNGSSTÜCKEN, ALSO EINE EXAKTE ZAHL, DIE NICHT ÜBERSCHRITTEN WERDEN DARF, WERDEN SIE HIER VERGEBLICH SUCHEN.

Viel zu unterschiedlich sind die Geschmäcker und viel zu schade wäre es doch um die Kleidungsstücke, die tatsächlich regelmäßig getragen werden, müsste man sich von Ihnen trennen – nur aus Prinzip. Das stünde im Übrigen der Nachhaltigkeit von Kleidungsstücken entgegen. Wie wir beim Aussortieren bemerkt haben, gibt es auch Kleidungsstücke, die zwar nicht zur Grundgarderobe gehören, aber dennoch einen Platz in unserem Schrank verdient haben (z.B. das Hochzeitskleid). Hinzu kommen einige Teile für sehr heißes und sehr kaltes Wetter (die unterjährig eventuell im trockenen (!) Keller oder Bettkasten ausgelagert werden können), Kleidungsstücke für seltenere Anlässe, Sportsachen, Wäsche und Socken. Wir haben die Teile übersichtlich dargestellt, die wir im Outfit-Shooting benutzt haben und die sich als Essentials der Grundgarderobe gut eignen – unabhängig davon, was bei Ihrer Typanalyse herausgekommen ist. Ob Ihre Jeans nun dunkel- oder hellblau, der Rollkragenpulli beige oder grau oder die weite Hose gegen eine schmale Variante getauscht wird, liegt natürlich ganz bei Ihnen. Vielmehr geht es hier um universelle Kleidungsstücke, die in nahezu jeden Alltag passen. Sie müssen sich gut kombinieren und möglichst auch layern lassen. Mit Lagenlooks kann man mit begrenztem Bestand noch mehr Outfits zusammenstellen als mit Kleidungsstücken, die nur für sich allein funktionieren.
Prüfen Sie, ob die folgenden Teile bereits in Ihrem Schrank vorhanden sind. Sie bilden die absolute Basis.

Grundgarderobe Checkliste:

- (X) 1 weiße Bluse
- (X) 1 lässiges Hemd oder Bluse oder Poloshirt
- (X) 1 weißes T-Shirt
- (X) 1 schwarzes T-Shirt
- (X) 1 Top (kein Jersey) aus Satin, Crêpe de Chine oder einem anderen fließenden Stoff
- (X) 1 schlichte schwarze Zigarettenhose
- (X) 1 weite oder ausgefallene Hose
- (X) 1 Jeanshose

- (X) 1 schickeres schwarzes Kleid
- (X) 1 legeres Kleid
- ( ) 1 dünner (Rollkragen-)Pullover
- (X) 1 dicker Pullover
- (X) 1 Trenchcoat
- (X) 1 Strickjacke

Schuhe:

- (X) Sneaker
- (X) Flache Stiefeletten
- (X) Mules oder Sandalen oder offene Schuhe
- (X) Ballerinas oder Slipper
- (X) Pumps oder andere schicke Schuhe mit Absatz

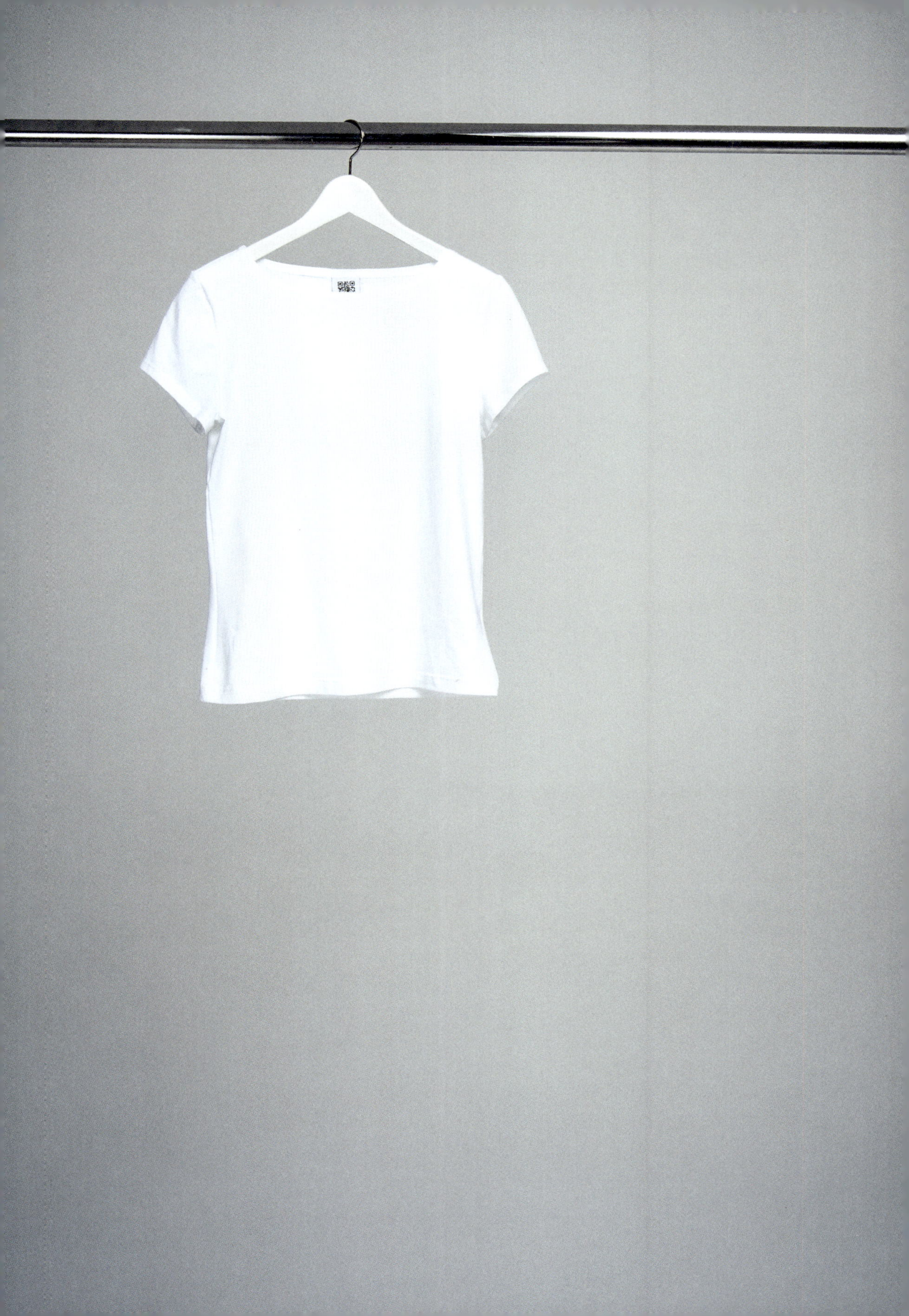

BASICS UNTER DER LUPE

NACH WELCHEN KRITERIEN WIRD EIN GRUNDGARDEROBENKLEIDUNGSSTÜCK AUSGEWÄHLT, UND GIBT ES MERKMALE, AUF DIE MAN BEI BESTIMMTEN KLEIDUNGSSTÜCKEN BESONDERS ACHTEN SOLLTE?

T-SHIRTS

Ein schlichtes, eher schmal geschnittenes weißes T-Shirt mit Rundhalsausschnitt gehört definitiv in Ihren Kleiderschrank. Es eignet sich nicht nur als eigenständiges Kleidungsstück, sondern kann auch gut im Lagenlook genutzt werden. Falls noch kein perfektes T-Shirt vorhanden ist, achten Sie auf gute Qualität, bestenfalls aus Biobaumwolle. Über sich verziehende Seitennähte oder Ausleiern nach dem ersten Waschen ärgern Sie sich nur.

Ergänzt werden kann das schlichte weiße T-Shirt durch:

- ein locker geschnittenes T-Shirt mit V-Ausschnitt, etwa grau
- ein Leinenshirt für etwas Abwechslung im Material, in Weiß, Schwarz oder Beige

BLUSE

Sie finden Blusen spießig? Durch den Schnitt und die Art des Stoffes lässt sich die Lässigkeit variieren. Kurzum: Selbst eine weiße Bluse muss nicht konservativ aussehen. Oversized und aus weich fließenden Stoffen wirkt eine Bluse weniger steif. Außerdem haben Blusen und Hemden einen großen Vorteil gegenüber T-Shirts und Longsleeves: Sie wirken darin immer korrekt angezogen.

Wer gern Blusen trägt, sollte auf unterschiedliche Schnitte und Details achten. Ein kragenloses, schmal geschnittenes weißes Hemd wäre beispielsweise eine gute Ergänzung zur leichten Oversized-Bluse.

TRENCHCOAT

Er gilt schon lange als zeitloser Klassiker: der Trench. Seinen Ursprung hat er im britischen Militär. Als ziviler Schutz gegen Wind und Wetter findet man ihn heute in allen Längen und vielen Farben. Mit Schwarz oder Beige sind Sie modisch auf der sicheren Seite und bei der Länge gilt: Je länger desto extravaganter. Überlegen Sie, was zu Ihnen persönlich am besten passt. Wichtig ist außerdem, dass der typische Trenchcoatgürtel weder zu tief noch zu hoch, sondern exakt in Taillenhöhe sitzt.

DAS KLEINE SCHWARZE

Faustregel bei diesem schickeren Kleid ist: kein Jersey. Sparen Sie sich das bequeme Material für legere Tageskleider auf. Wählen Sie Stoffe mit mehr Standfestigkeit oder Schwere, z. B. einen Tencel-Webstoff oder Stoffe aus glänzendem, recyceltem Material. Das kleine Schwarze sollte zeitlos sein und – natürlich – schwarz. Bei der Länge gilt grundsätzlich Ihr persönlicher Wohlfühlfaktor, aber weder superkurz noch länger als midi.

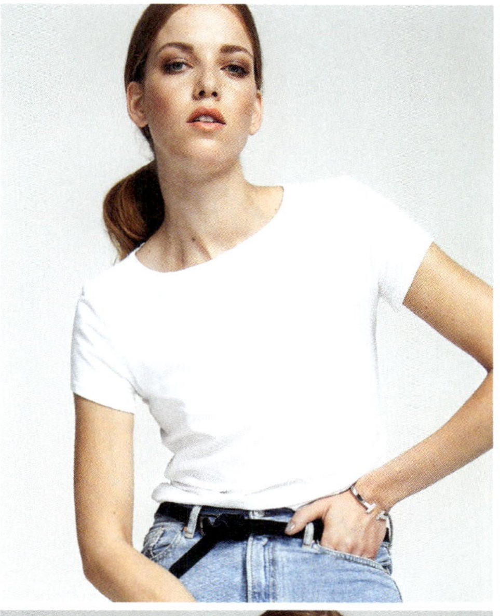
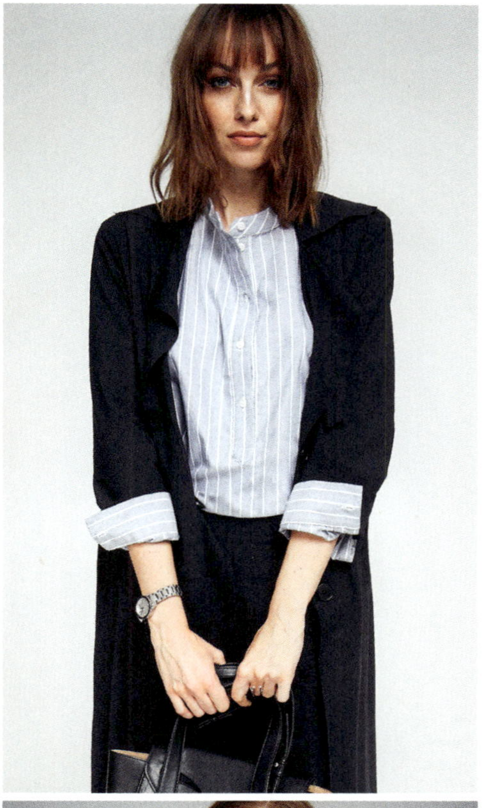
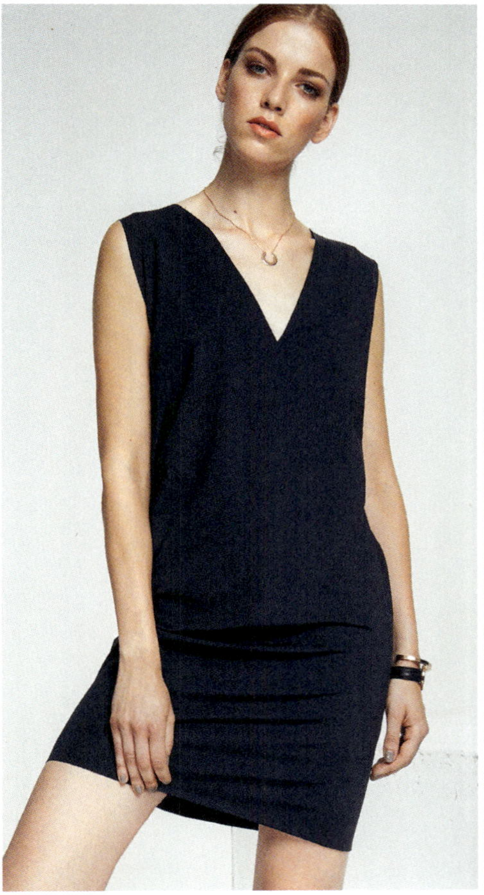
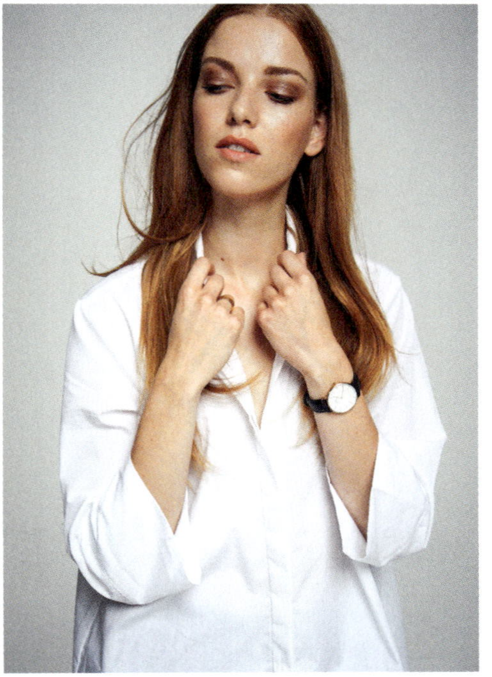

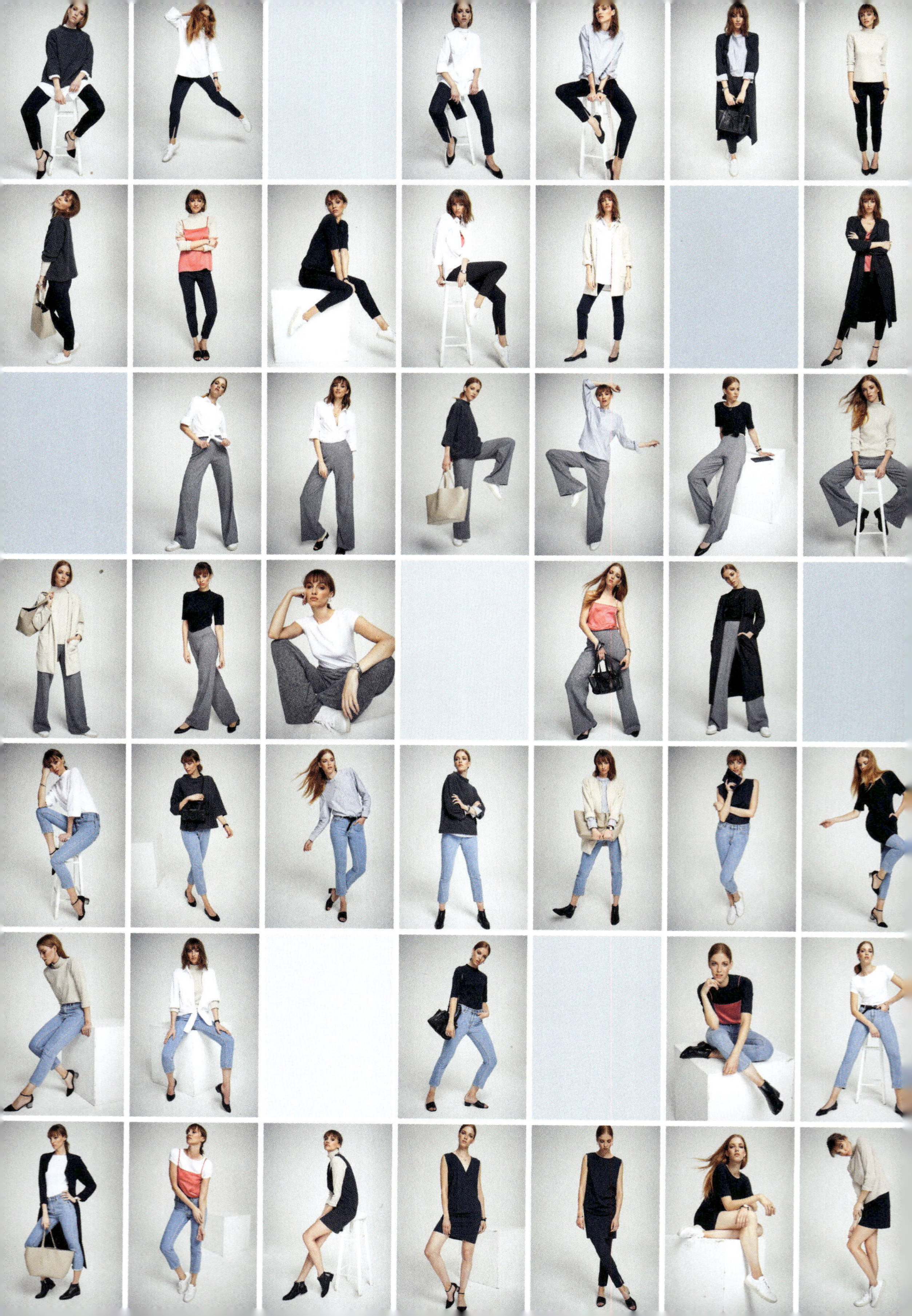

CAPSULE STYLING

WER MIT WEM UND WAS DAZU?

Jetzt haben wir schon viel über die Capsule Wardrobe und die verschiedenen Lieblingsteile gesprochen, die unbedingt in Ihren Kleiderschrank gehören. Im Folgenden dreht sich alles um das Thema Styling und die entsprechenden Kombinationsmöglichkeiten der Basics. Dass das Konzept aufgeht und tatsächlich ausreichend viele unterschiedliche Outfits möglich sind, sollte auch gezeigt und bewiesen werden. Wir konnten selbst kaum glauben, wie viele Varianten es gibt! Zur Verdeutlichung sehen Sie anhand der kleinen Beschriftungen an den Fotos, welche Teile zu der Kombi gehören. Manchmal ist das offensichtlich, manchmal aber eben auch nicht.
Sehen Sie diese Ideen als Anregung, mit etwas anderen Kleidungsstücken zu experimentieren und diese untereinander zu kombinieren. Minimalismus macht nämlich Spaß und schränkt entgegen aller Erwartung nicht ein.

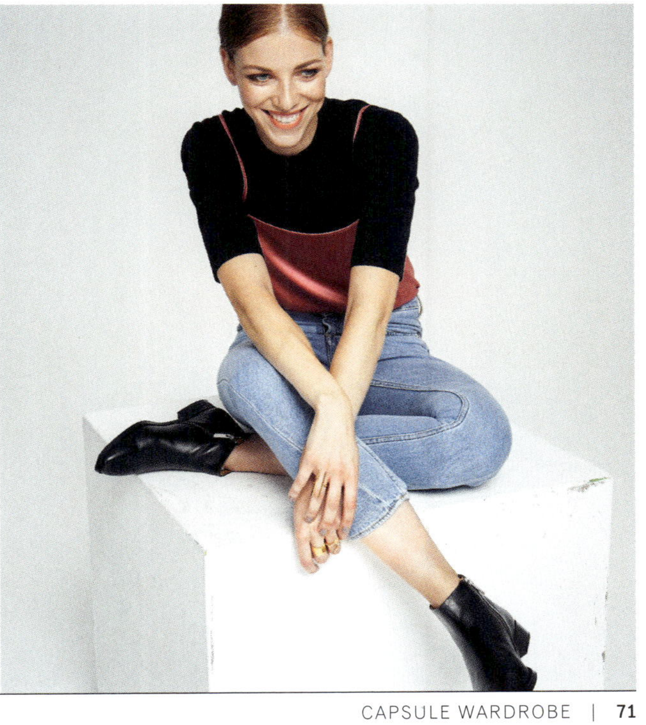

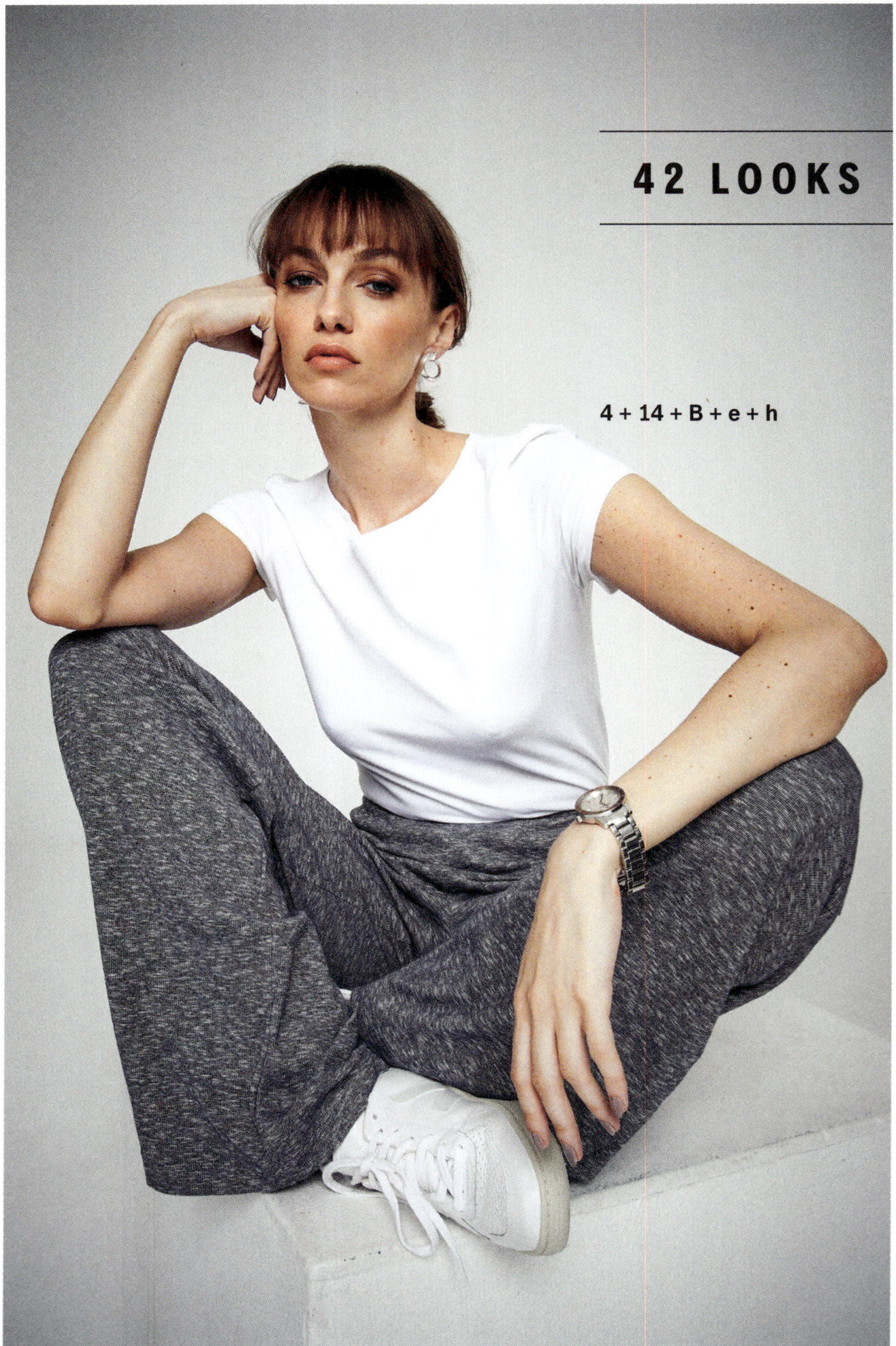
42 LOOKS
4 + 14 + B + e + h

AUS 14 TEILEN

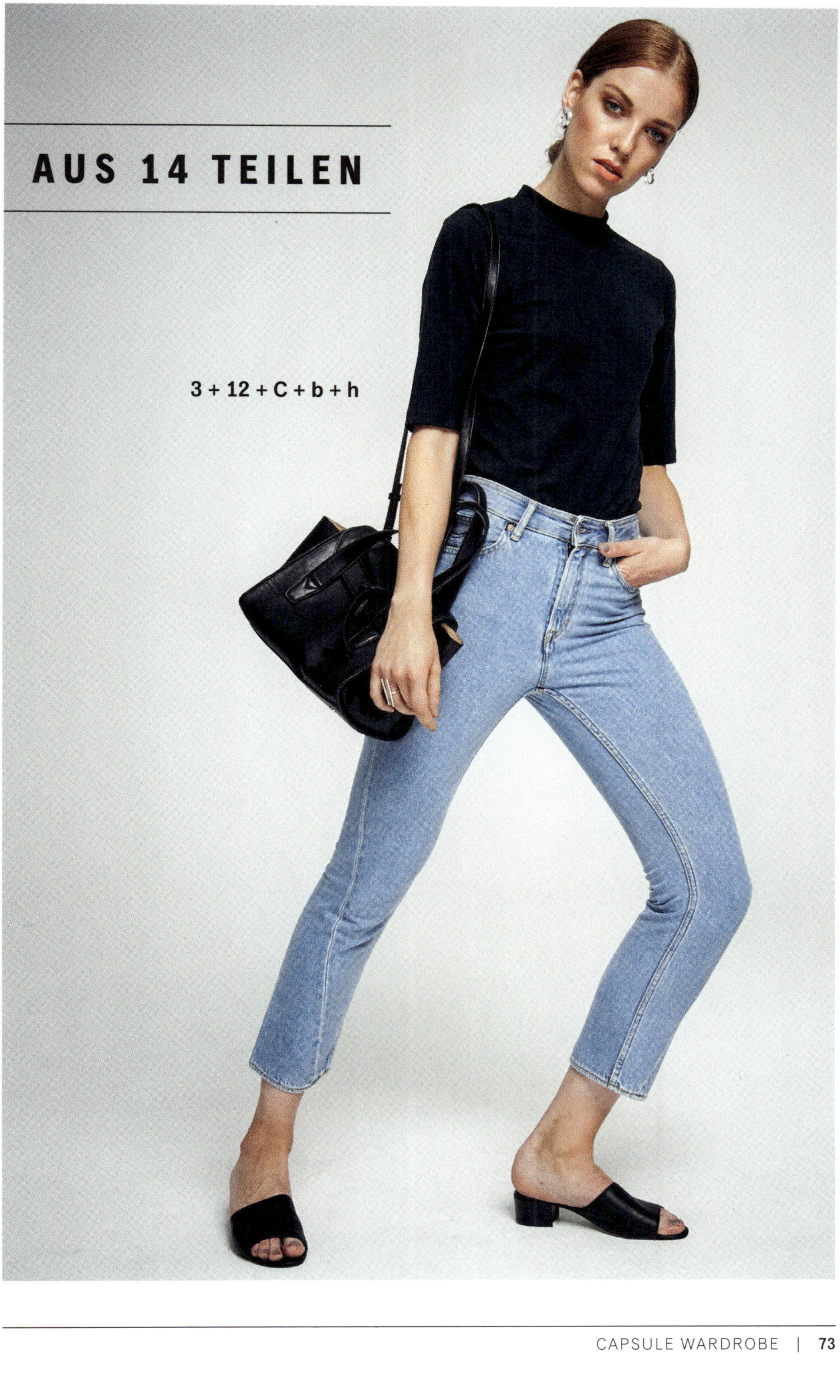

3 + 12 + C + b + h

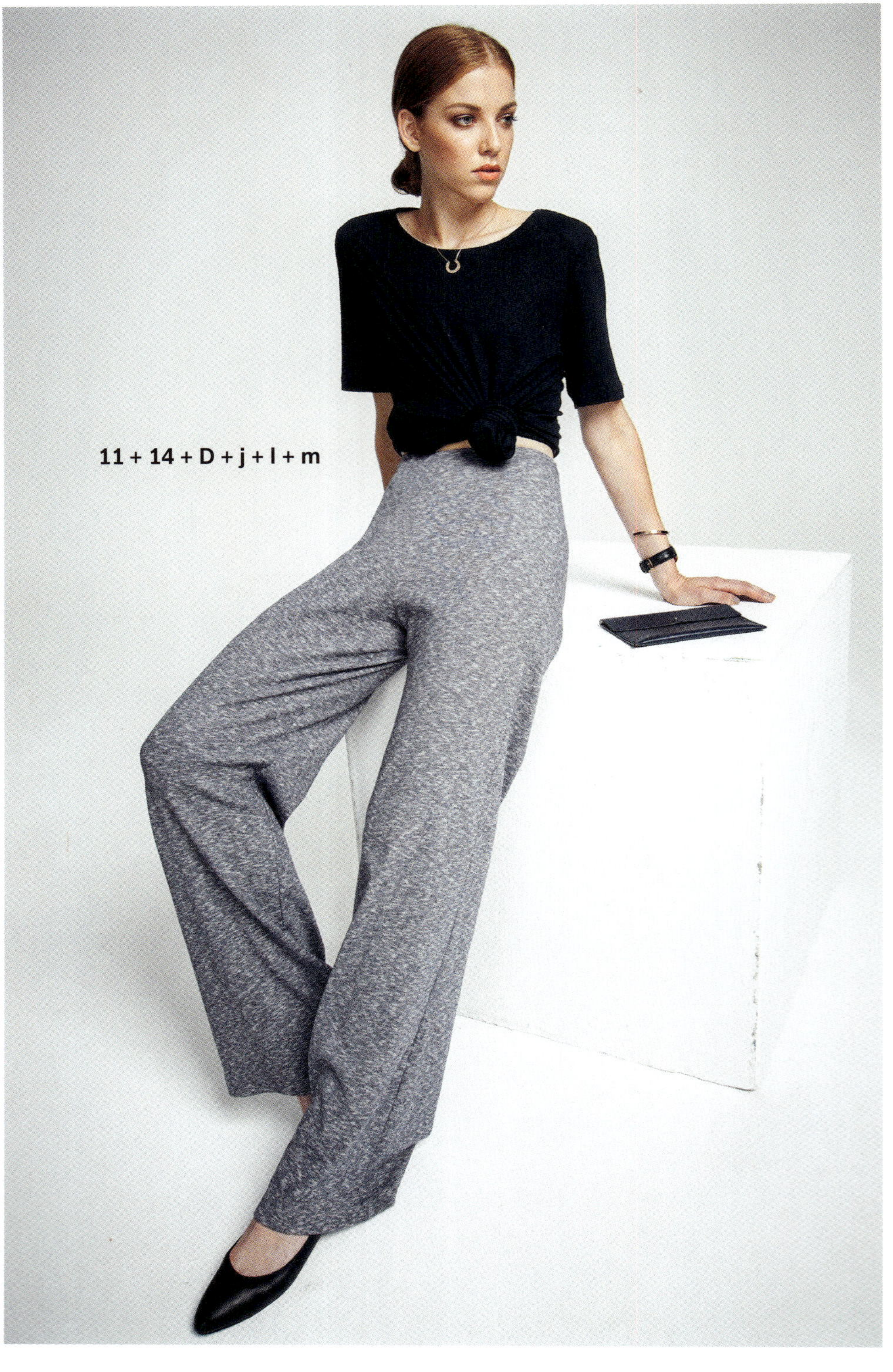

11 + 14 + D + j + l + m

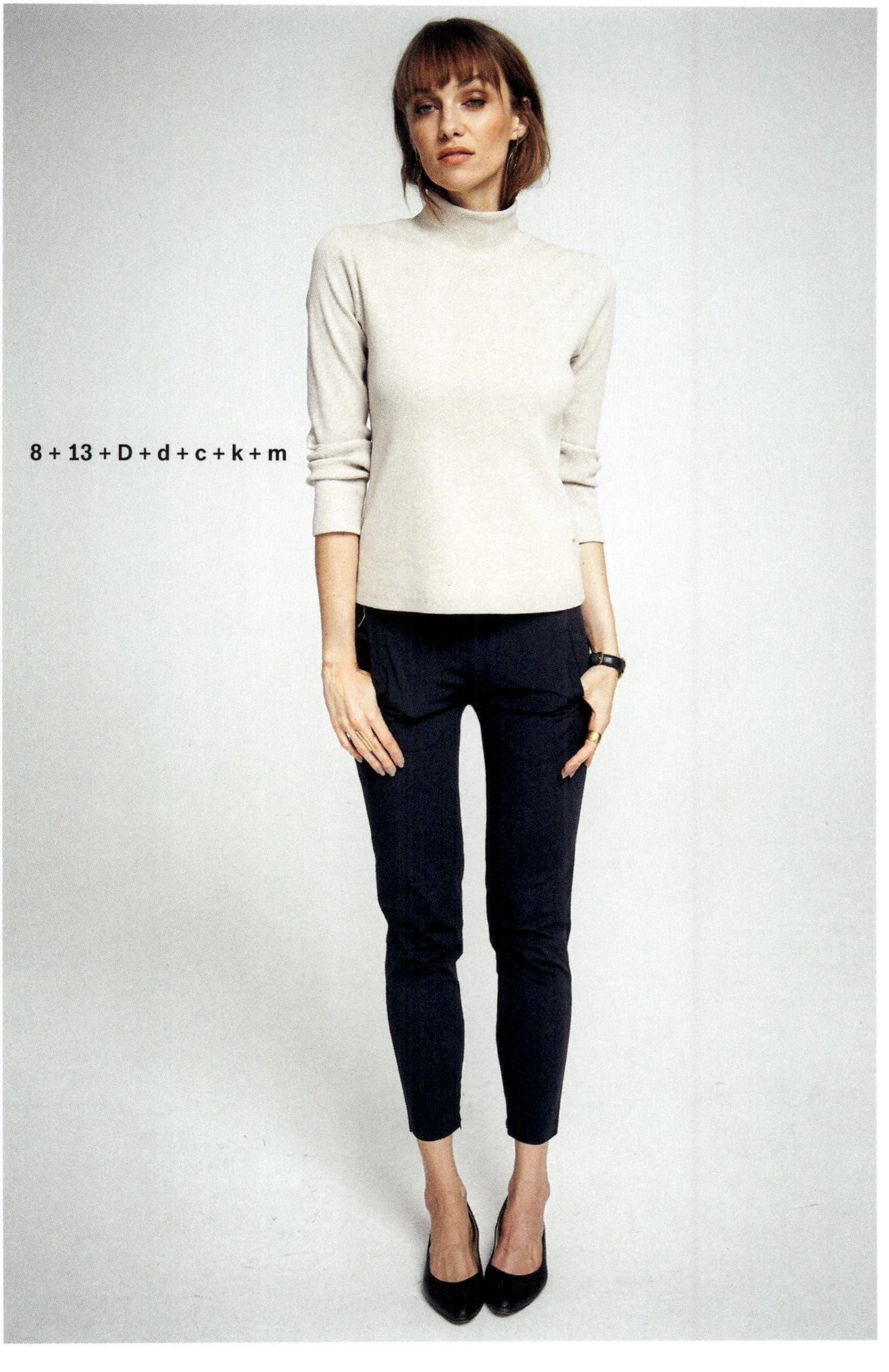

8 + 13 + D + d + c + k + m

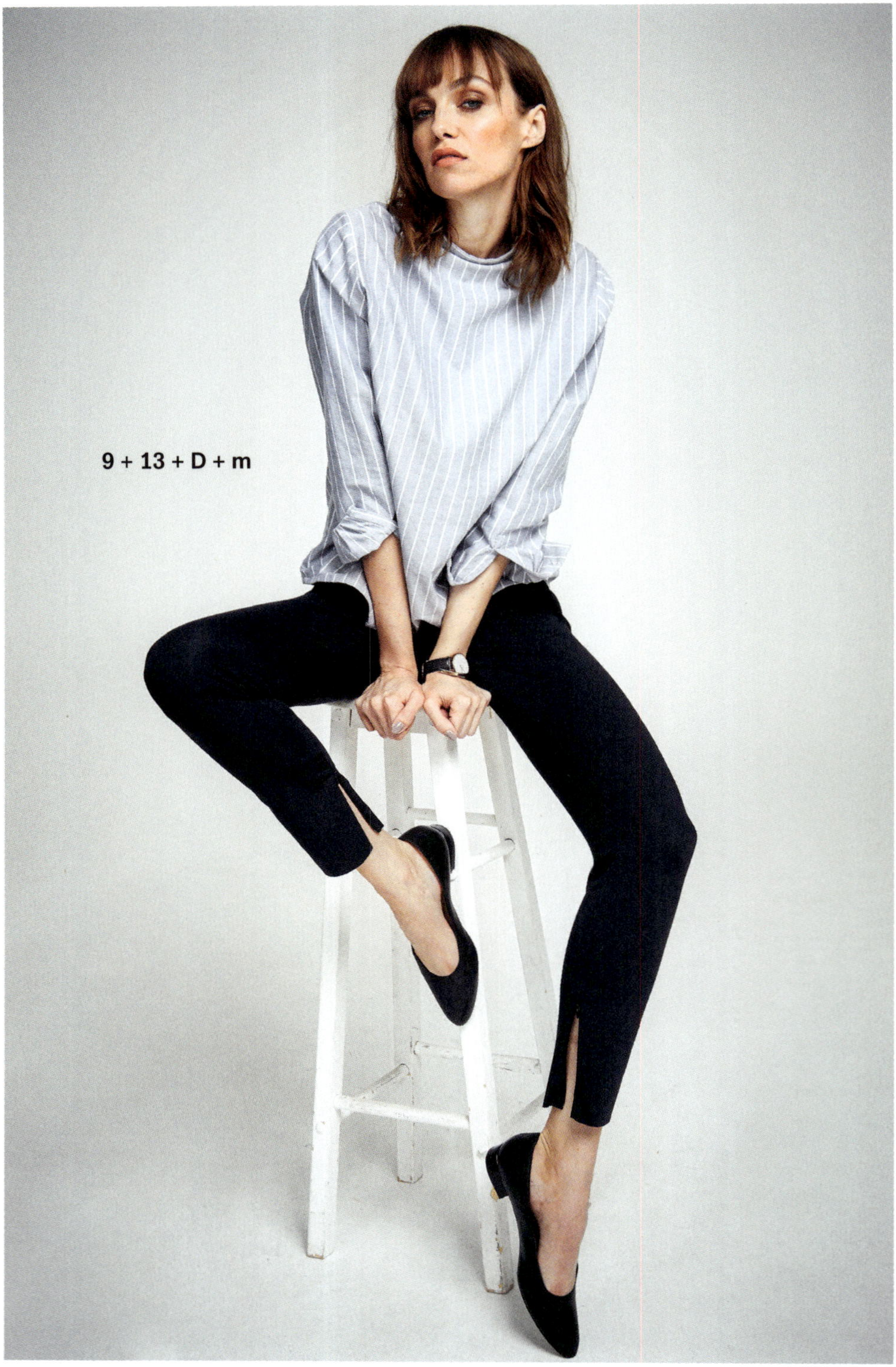
9 + 13 + D + m

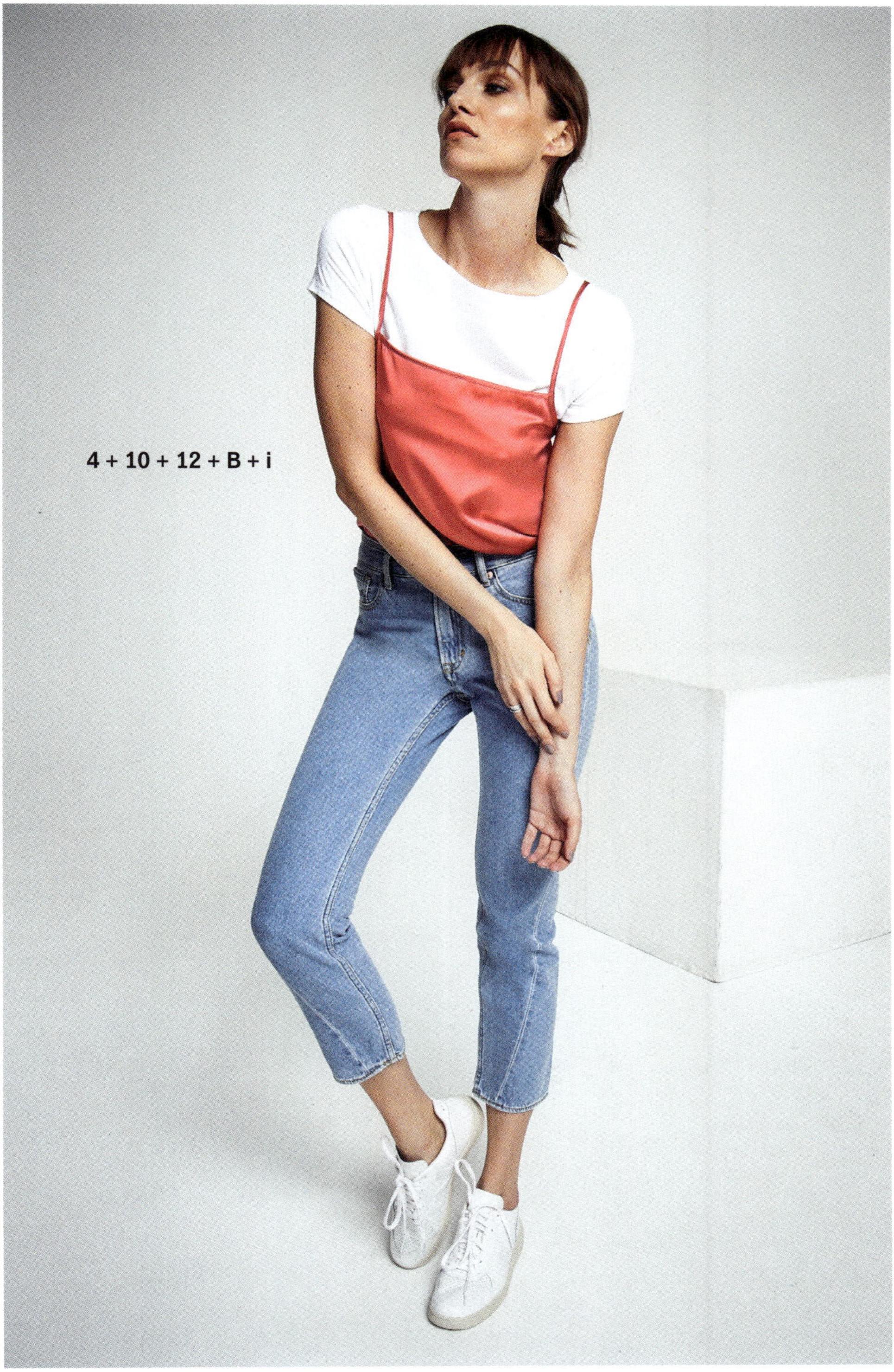
4 + 10 + 12 + B + i

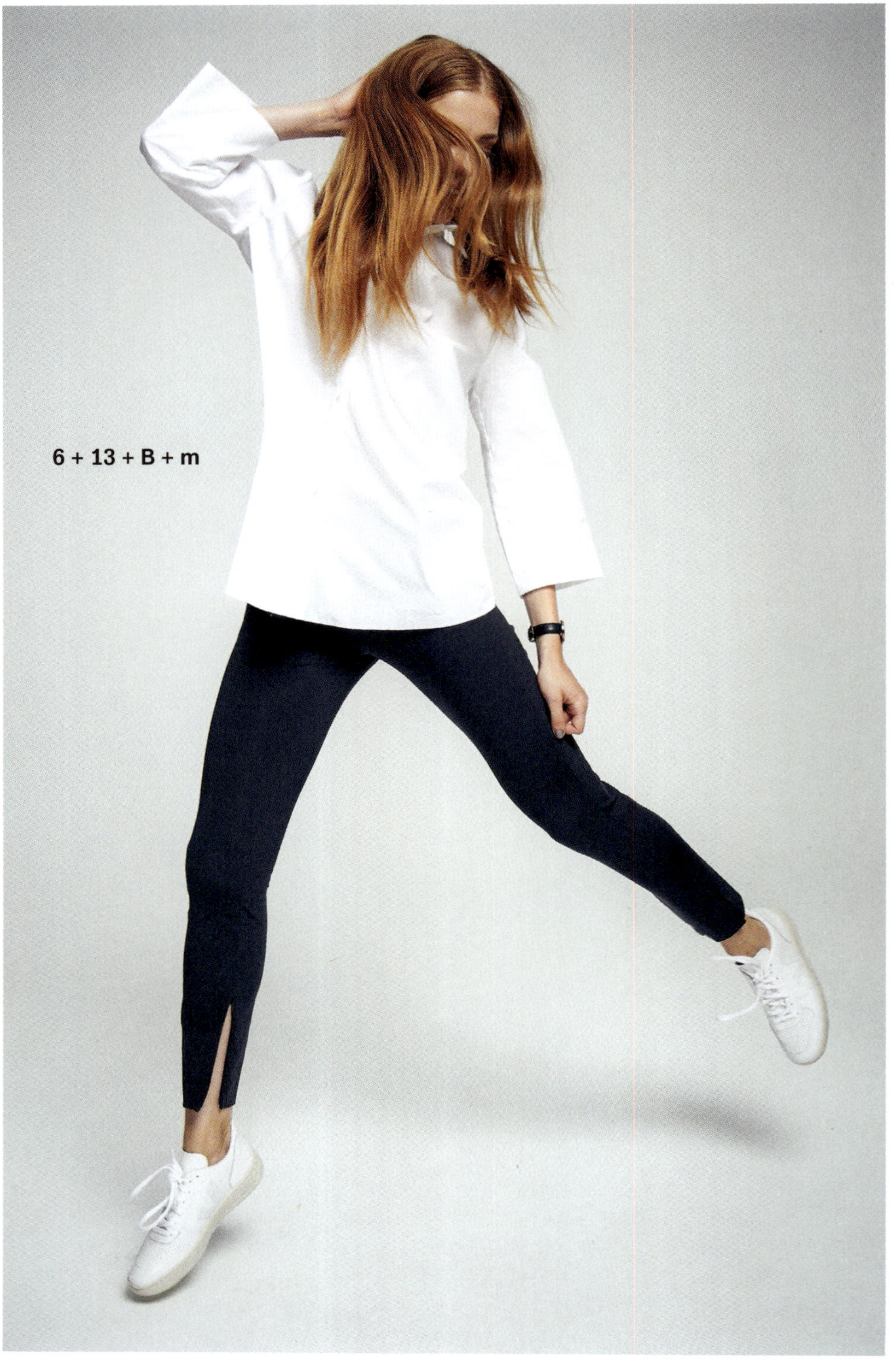
6 + 13 + B + m

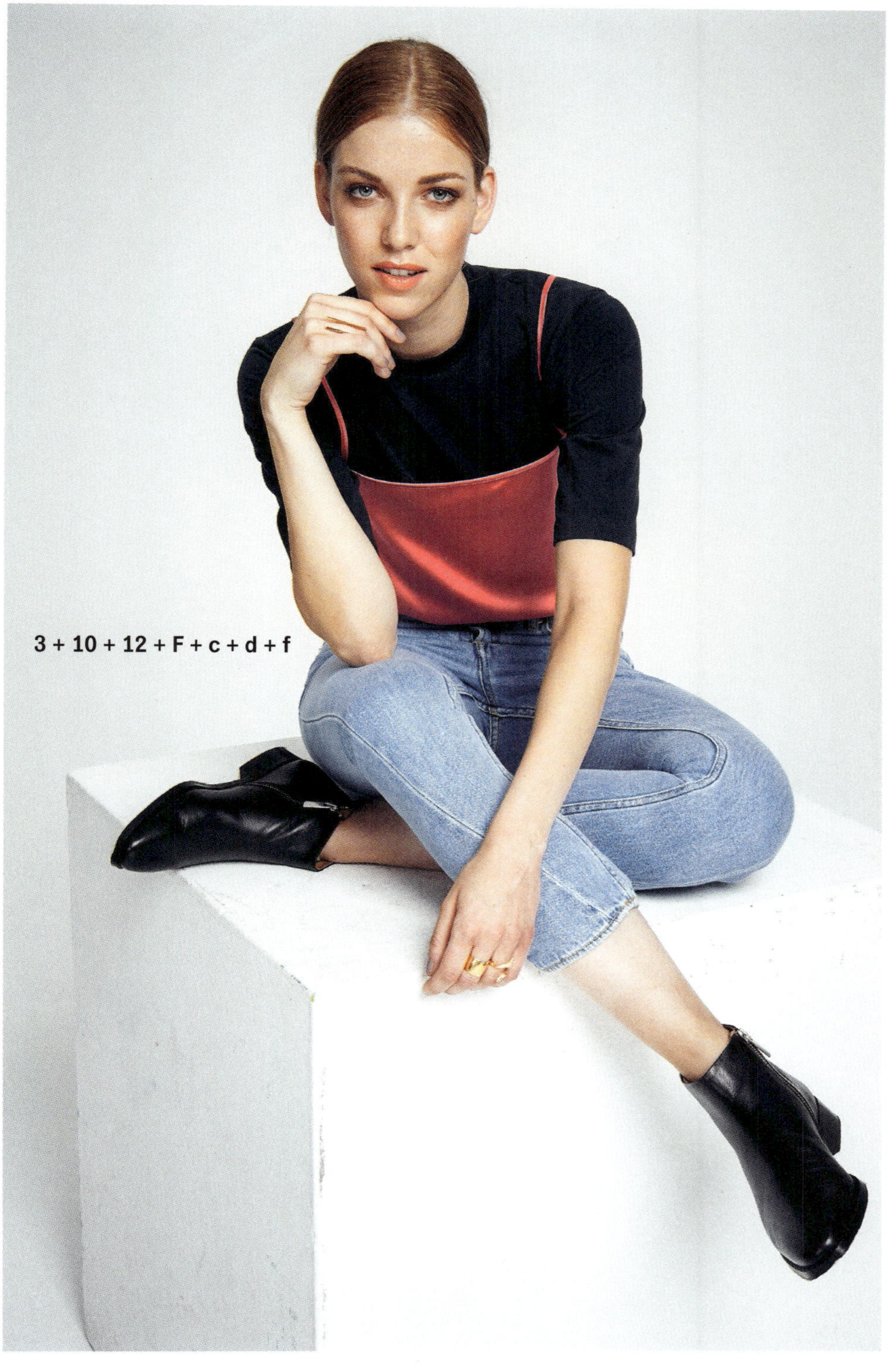
3 + 10 + 12 + F + c + d + f

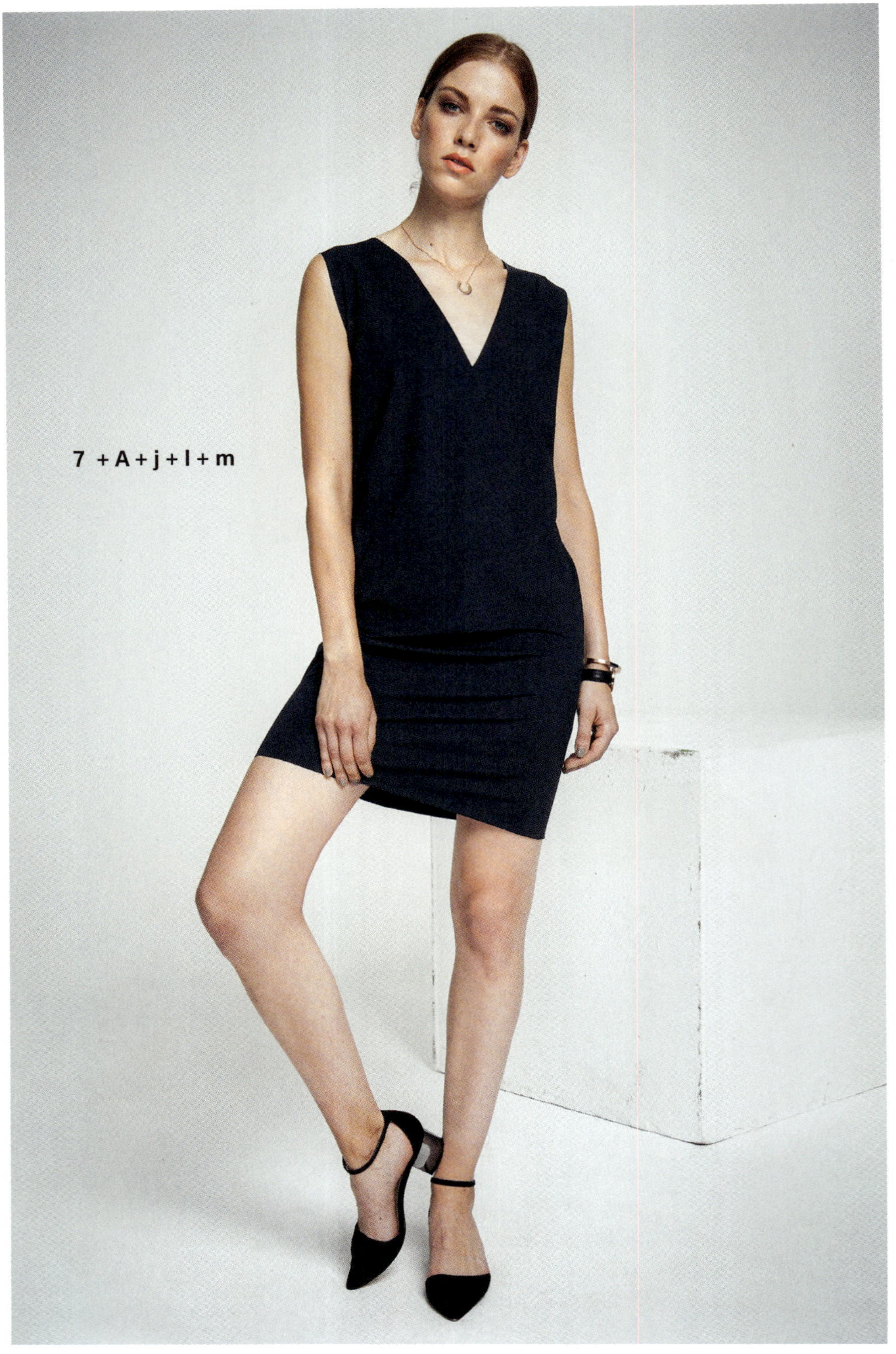
7 + A + j + l + m

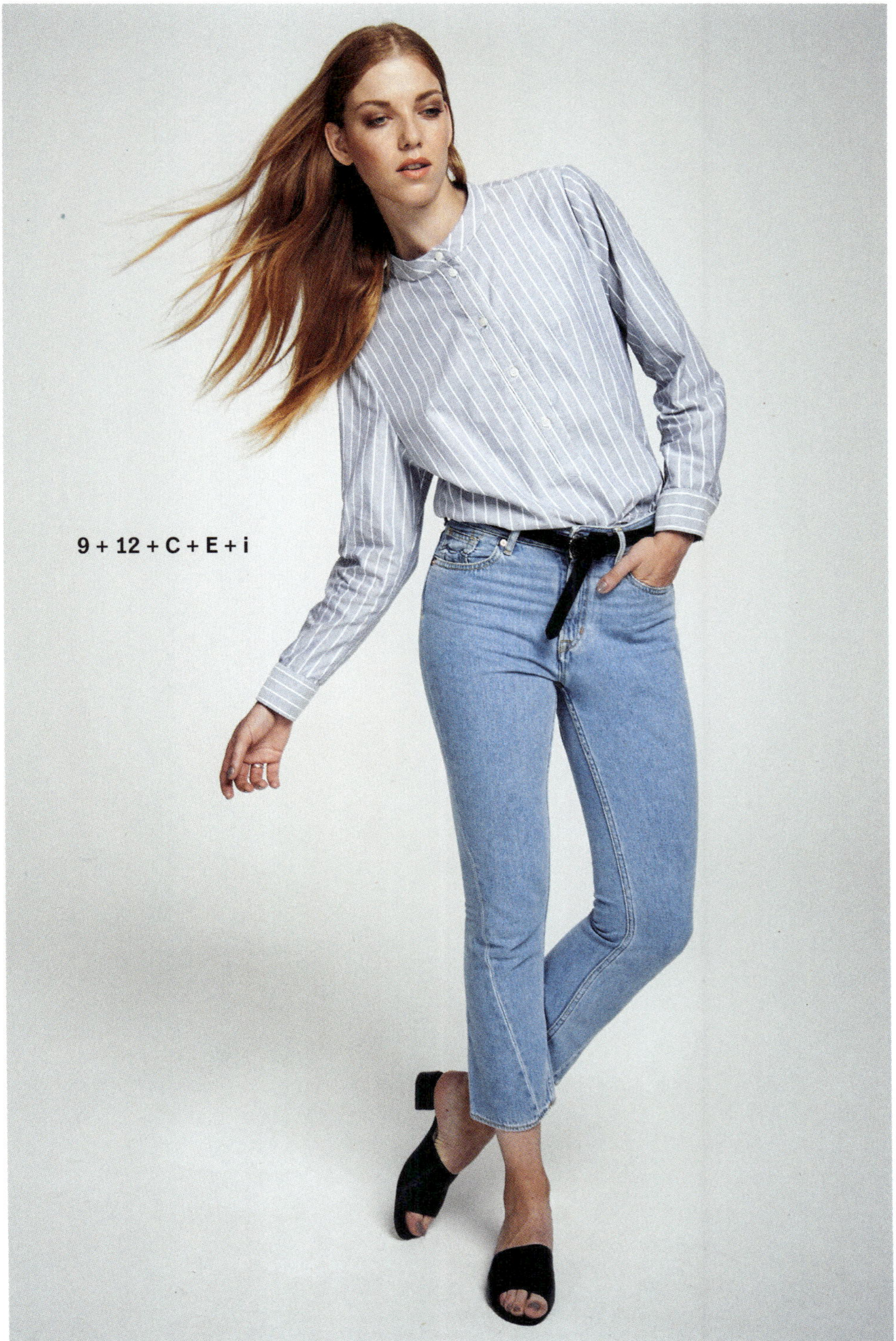

9 + 12 + C + E + i

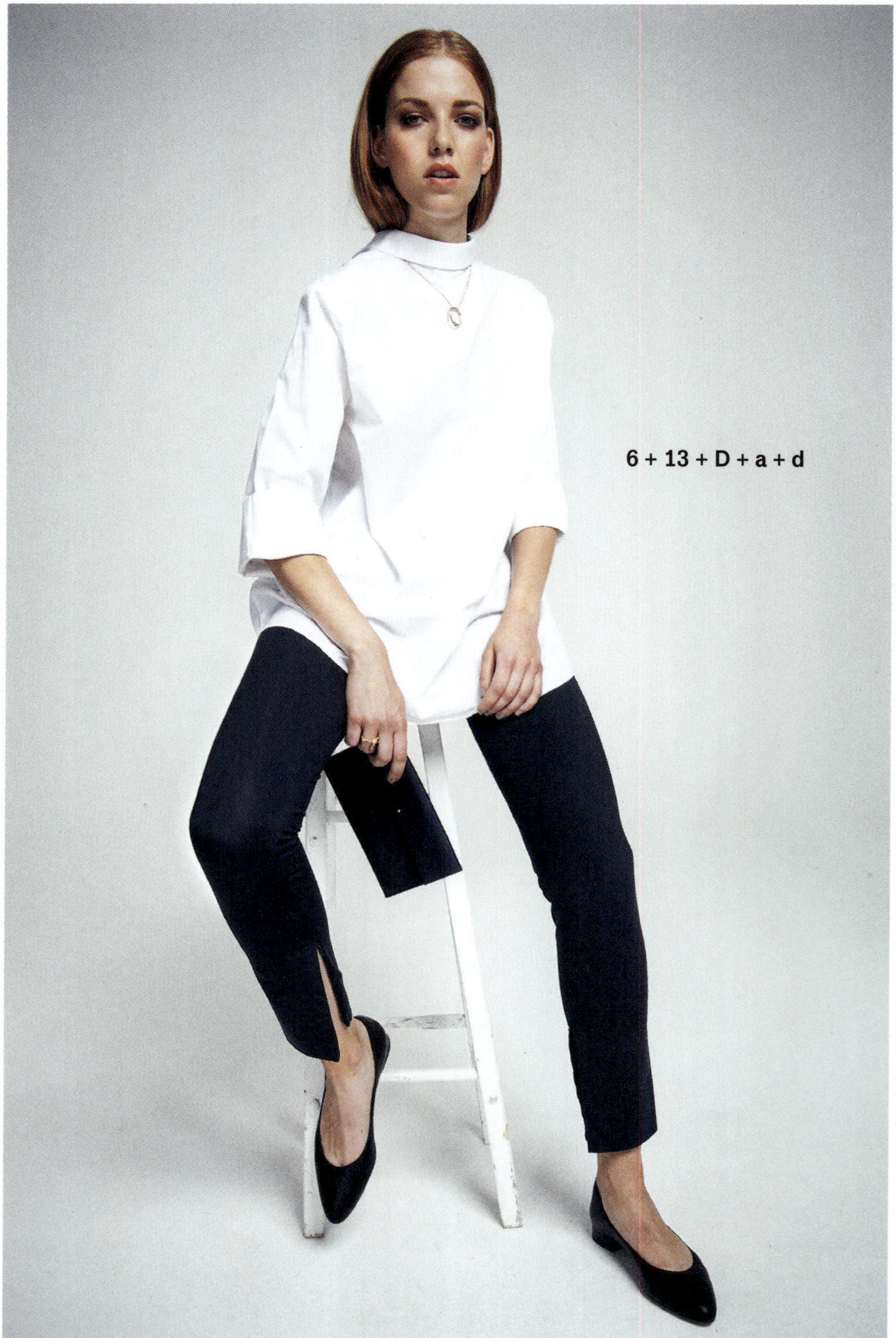
6 + 13 + D + a + d

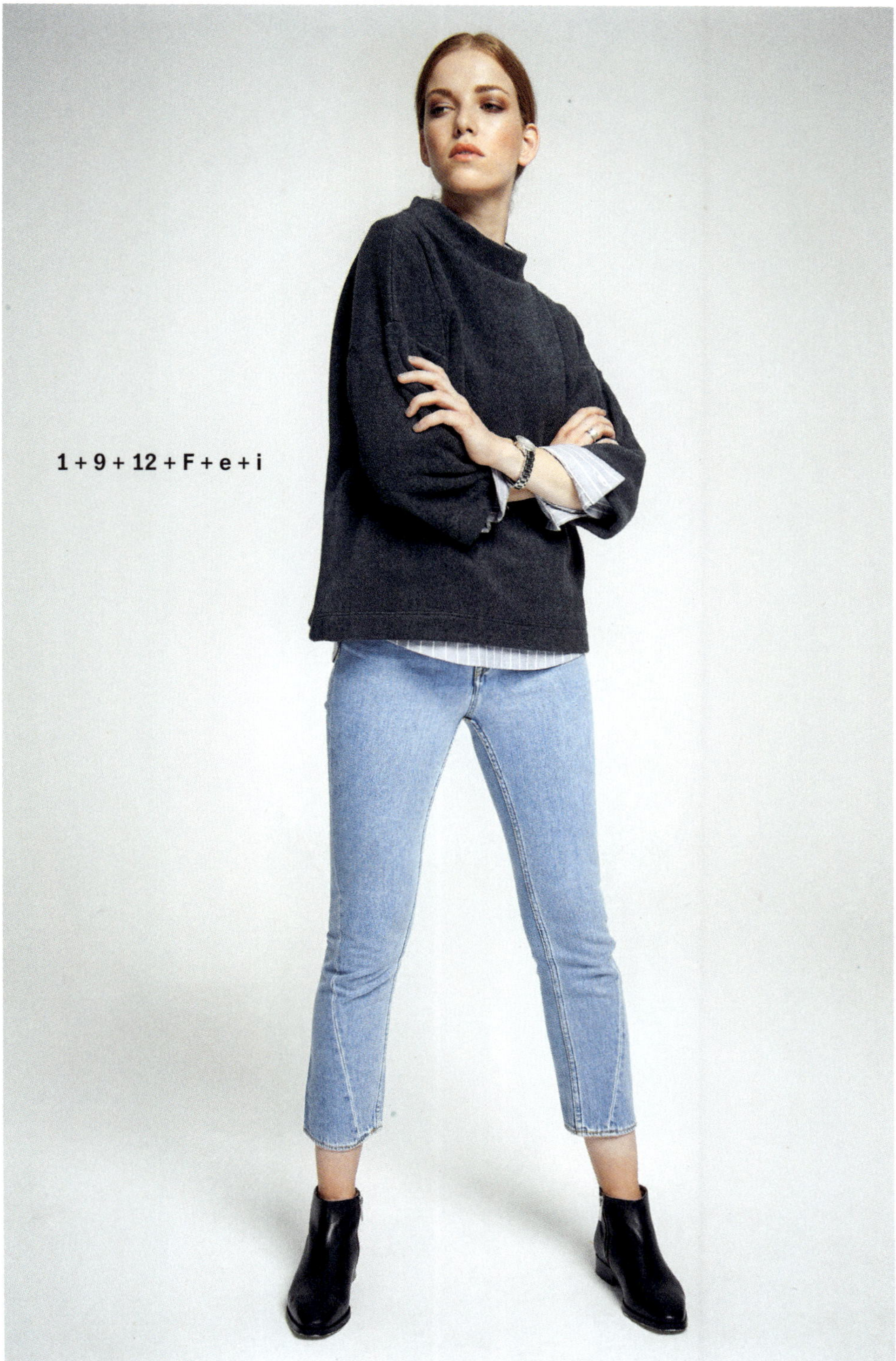
1 + 9 + 12 + F + e + i

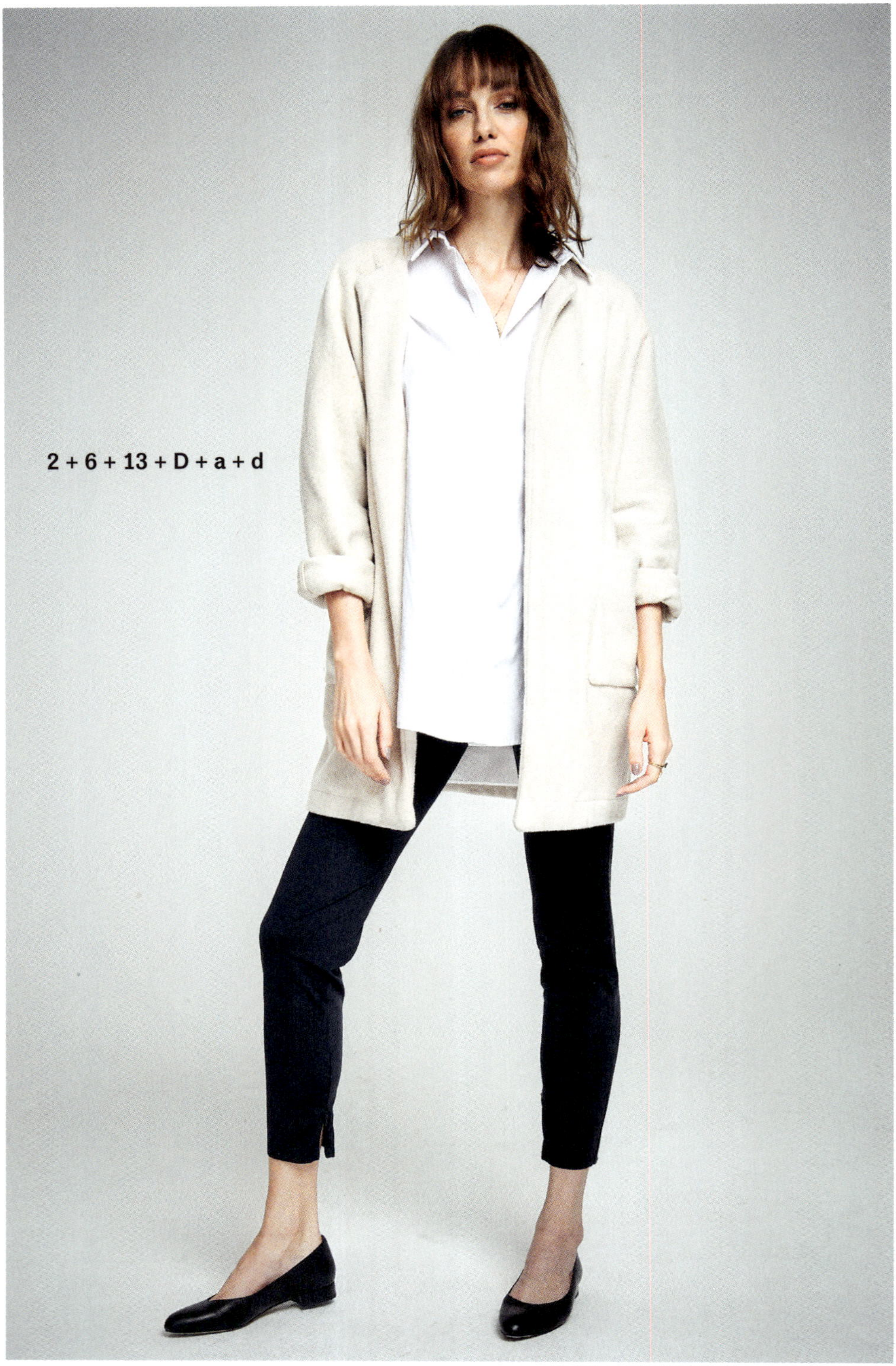
2 + 6 + 13 + D + a + d

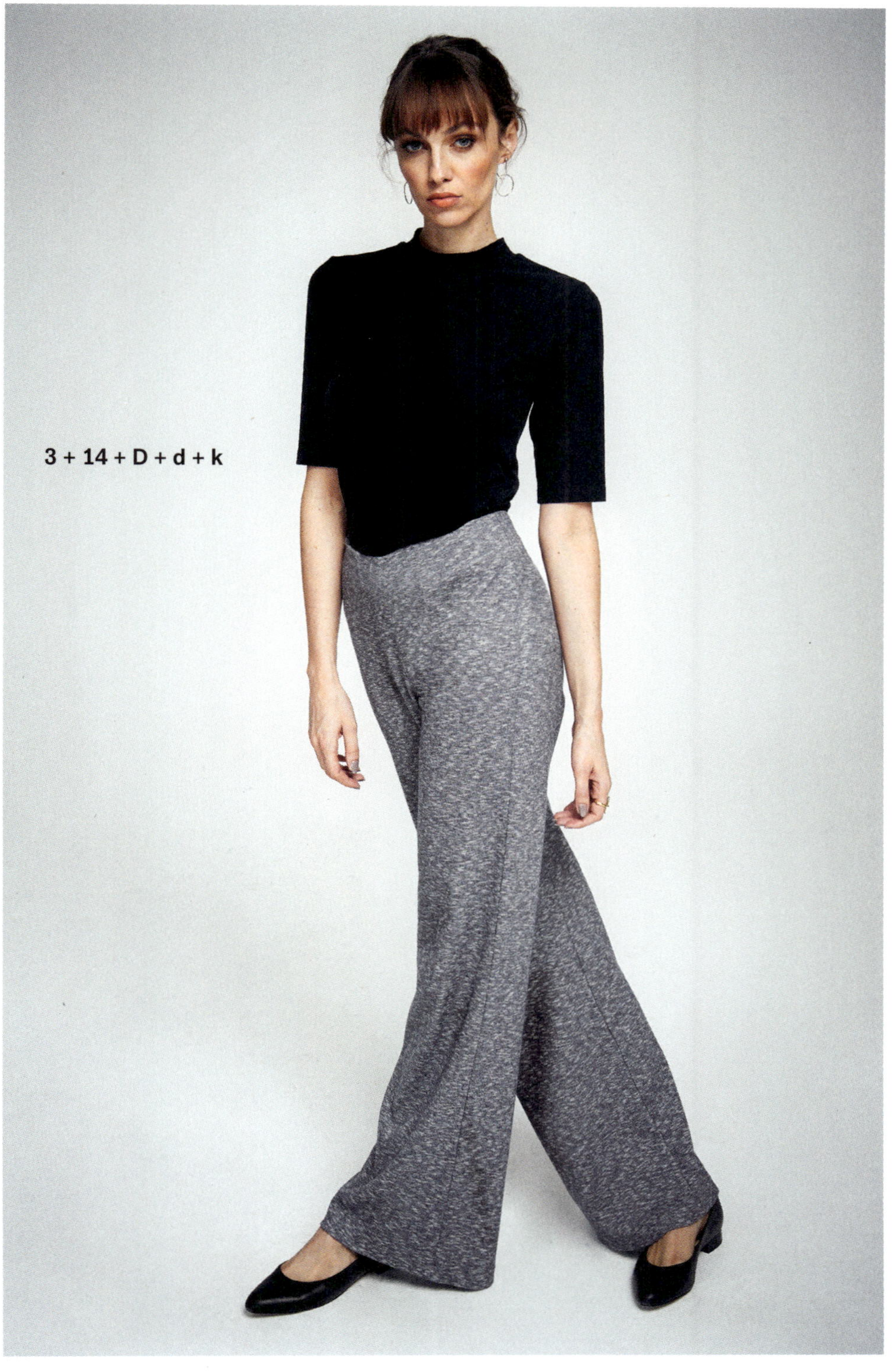

3 + 14 + D + d + k

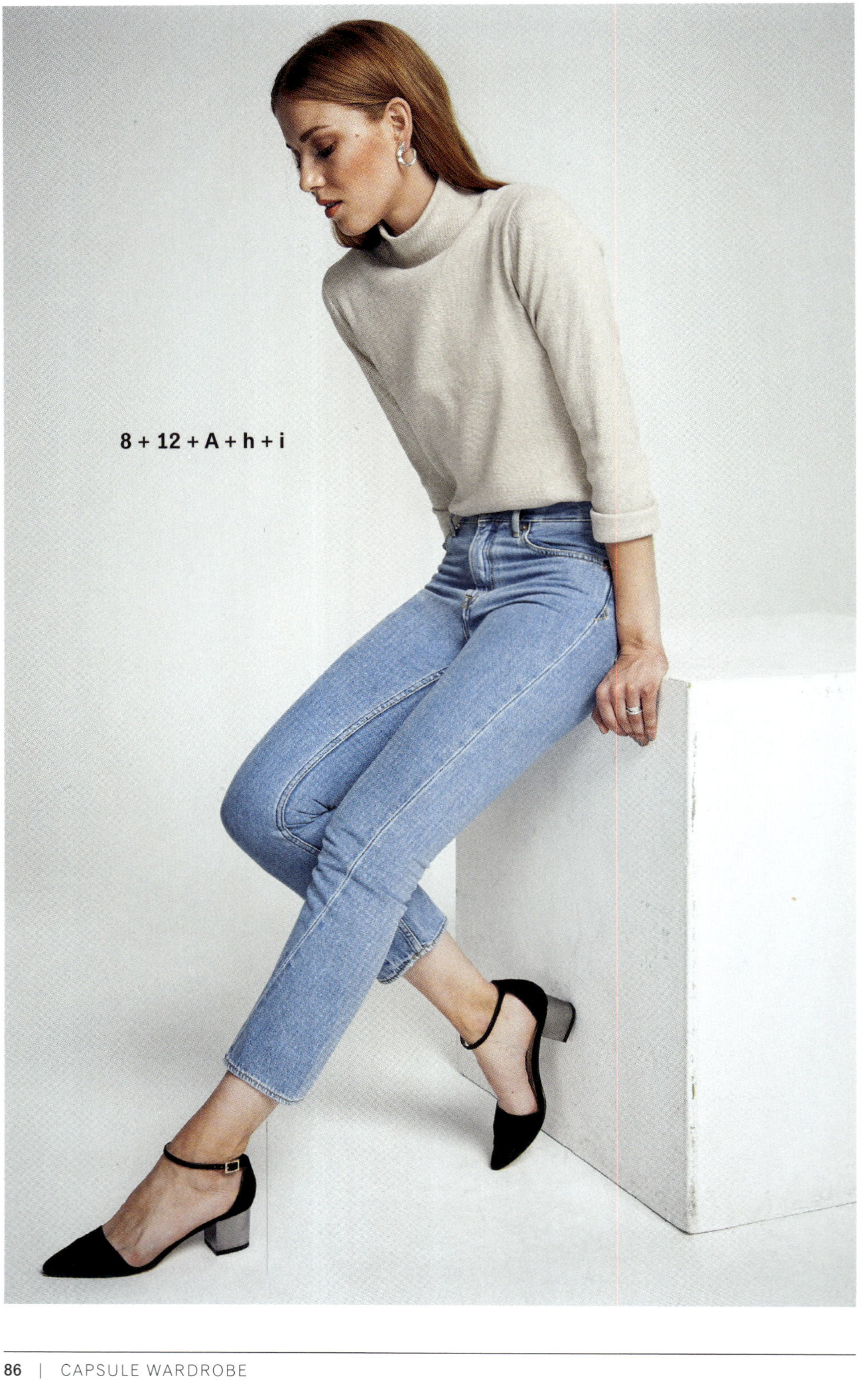
8 + 12 + A + h + i

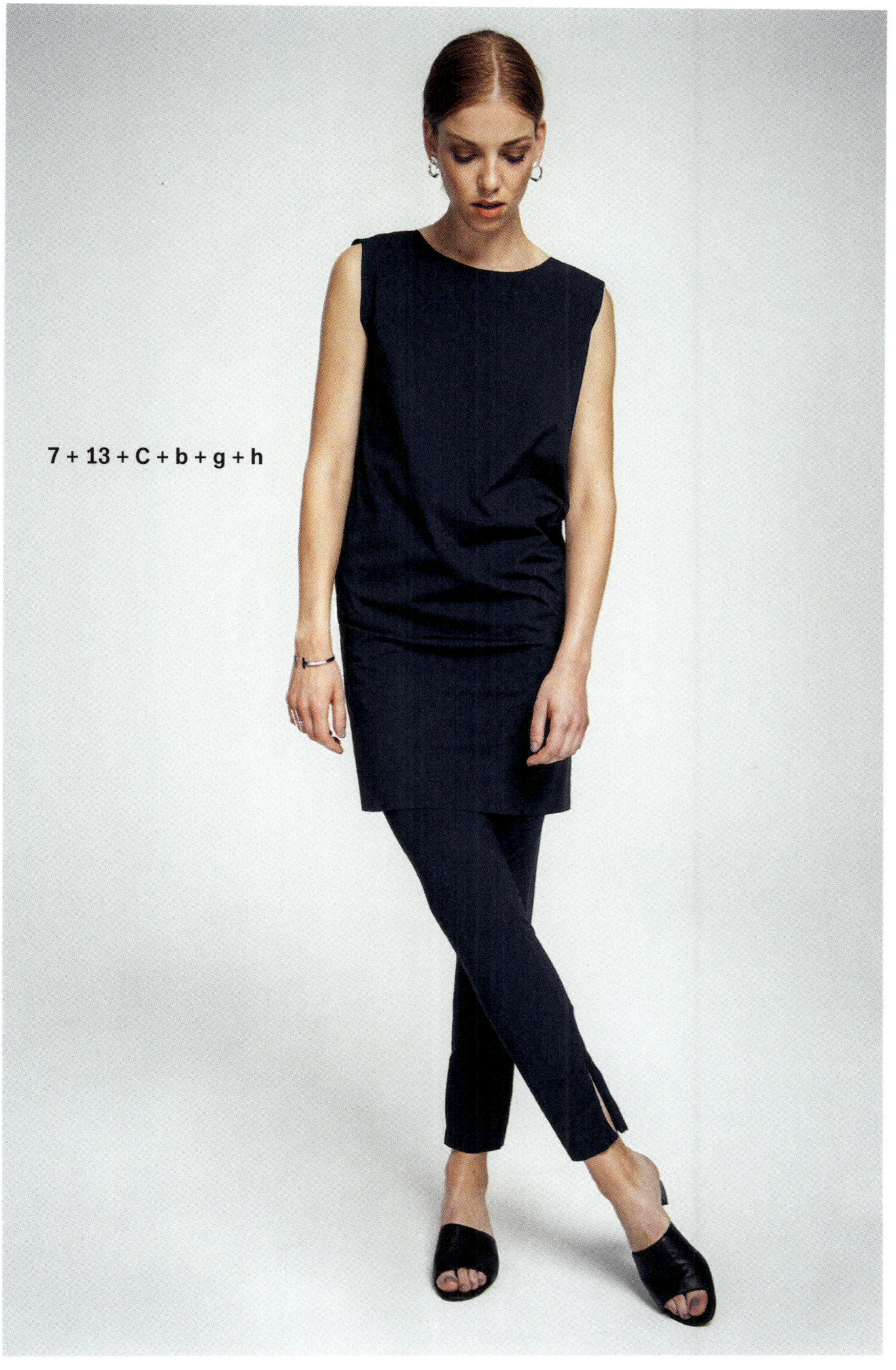

7 + 13 + C + b + g + h

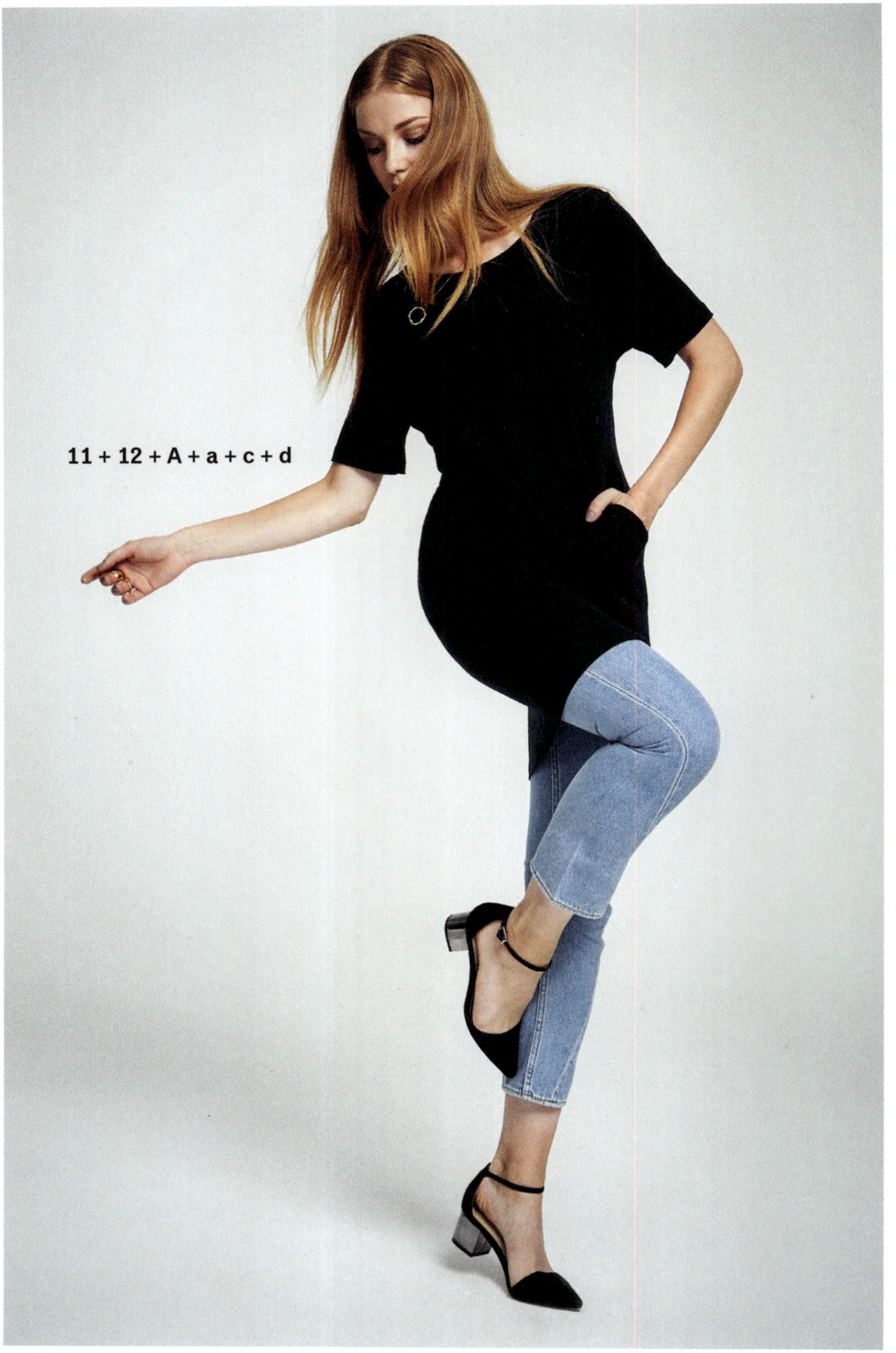
11 + 12 + A + a + c + d

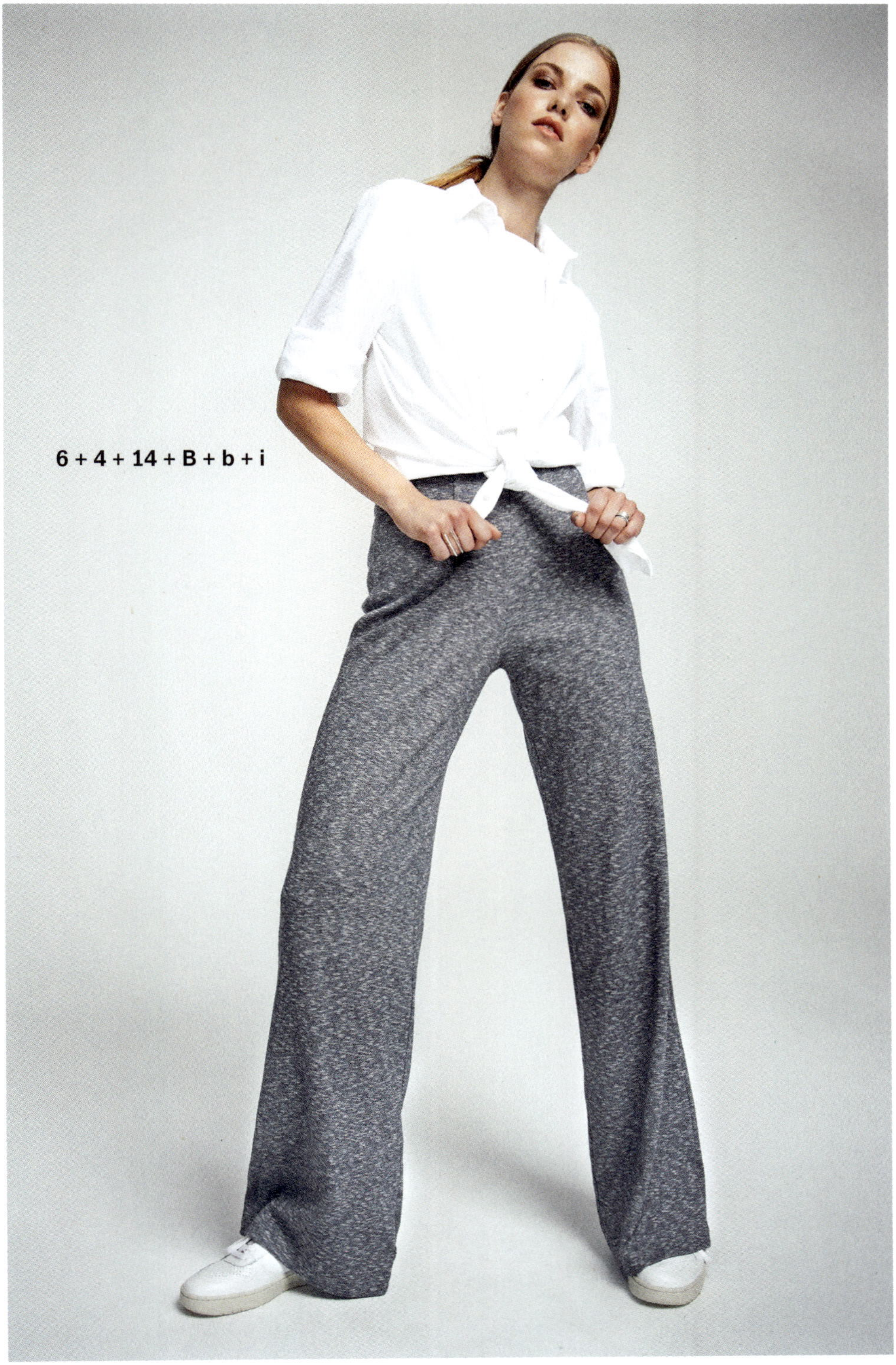

6 + 4 + 14 + B + b + i

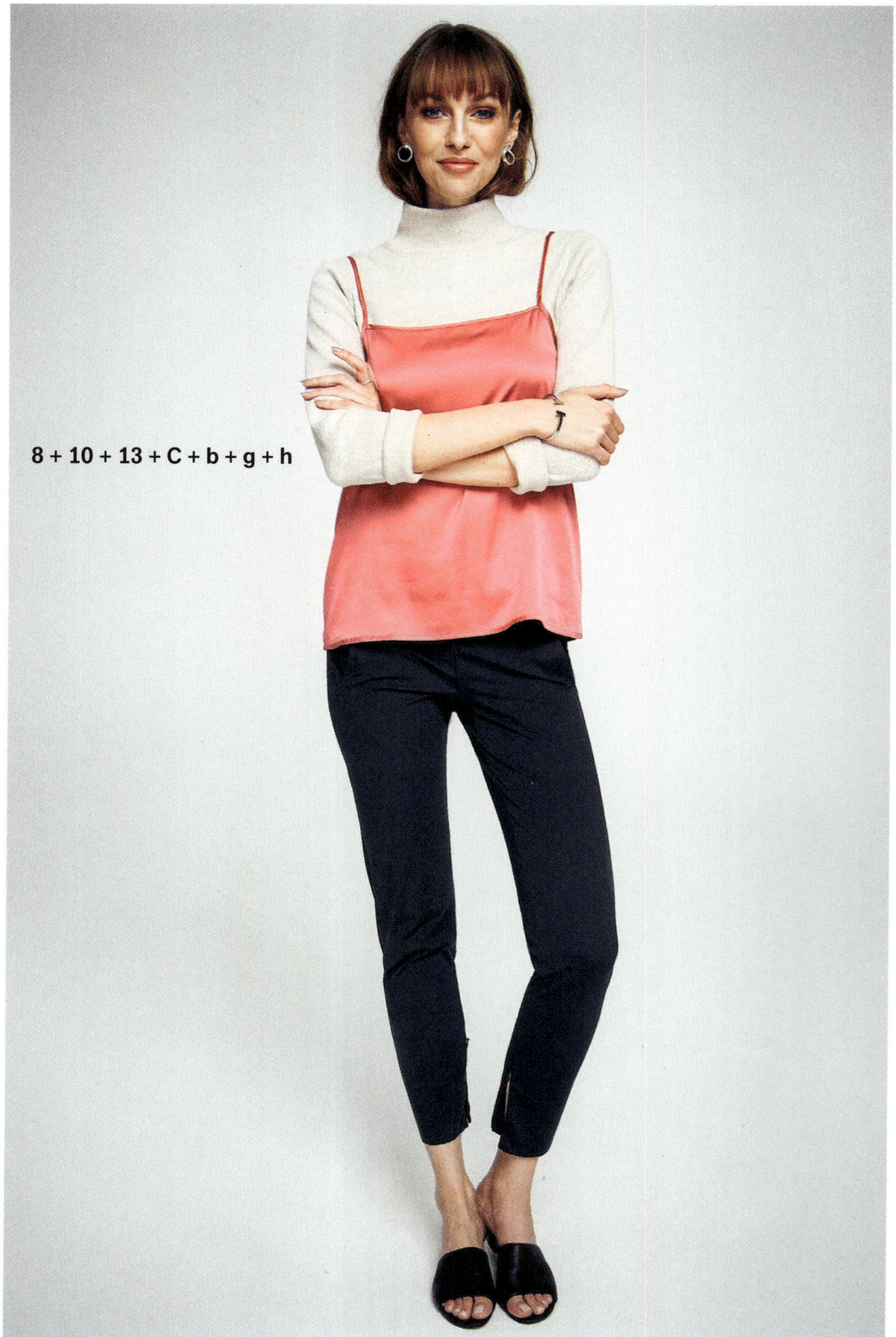

8 + 10 + 13 + C + b + g + h

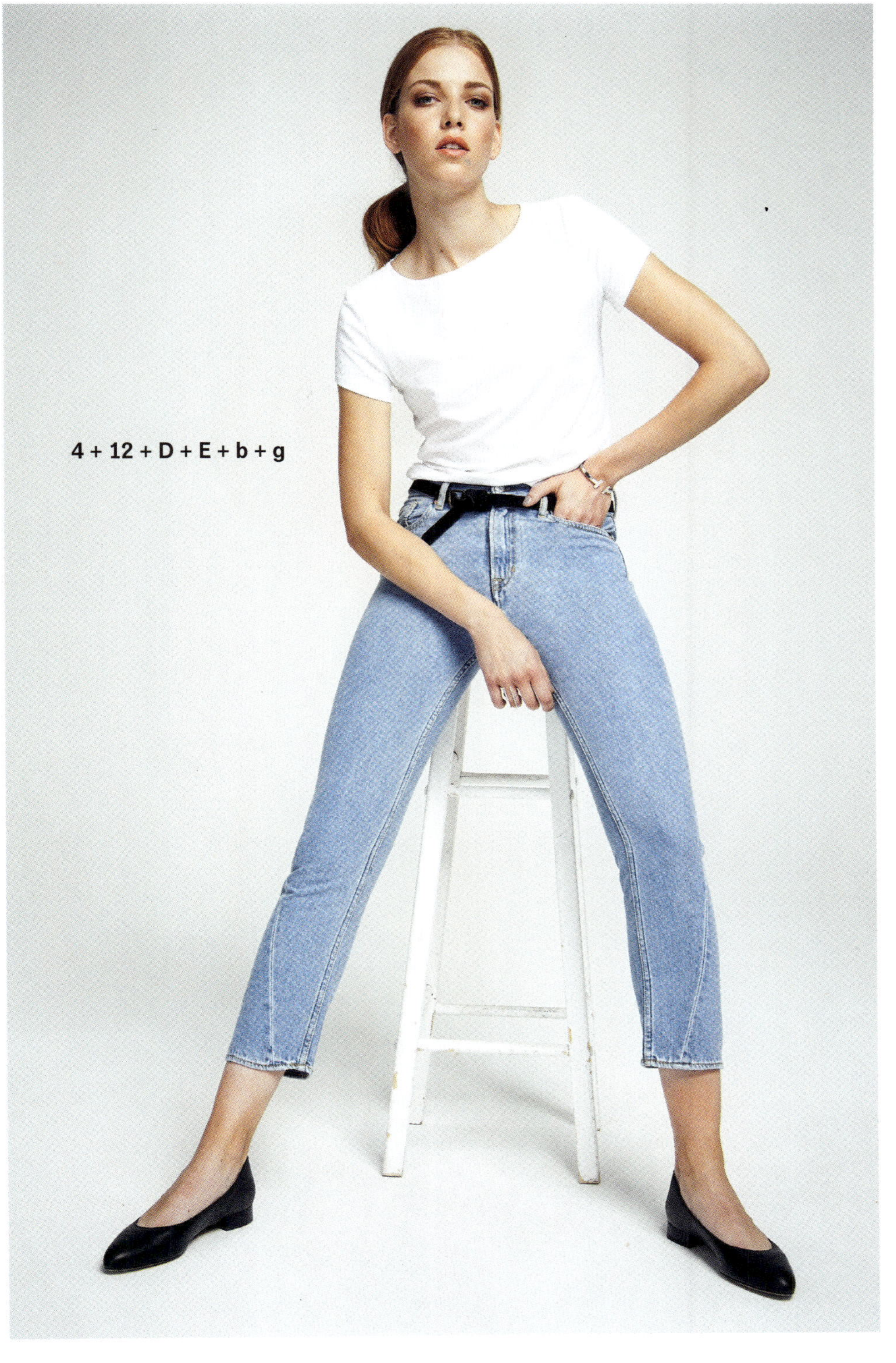

4 + 12 + D + E + b + g

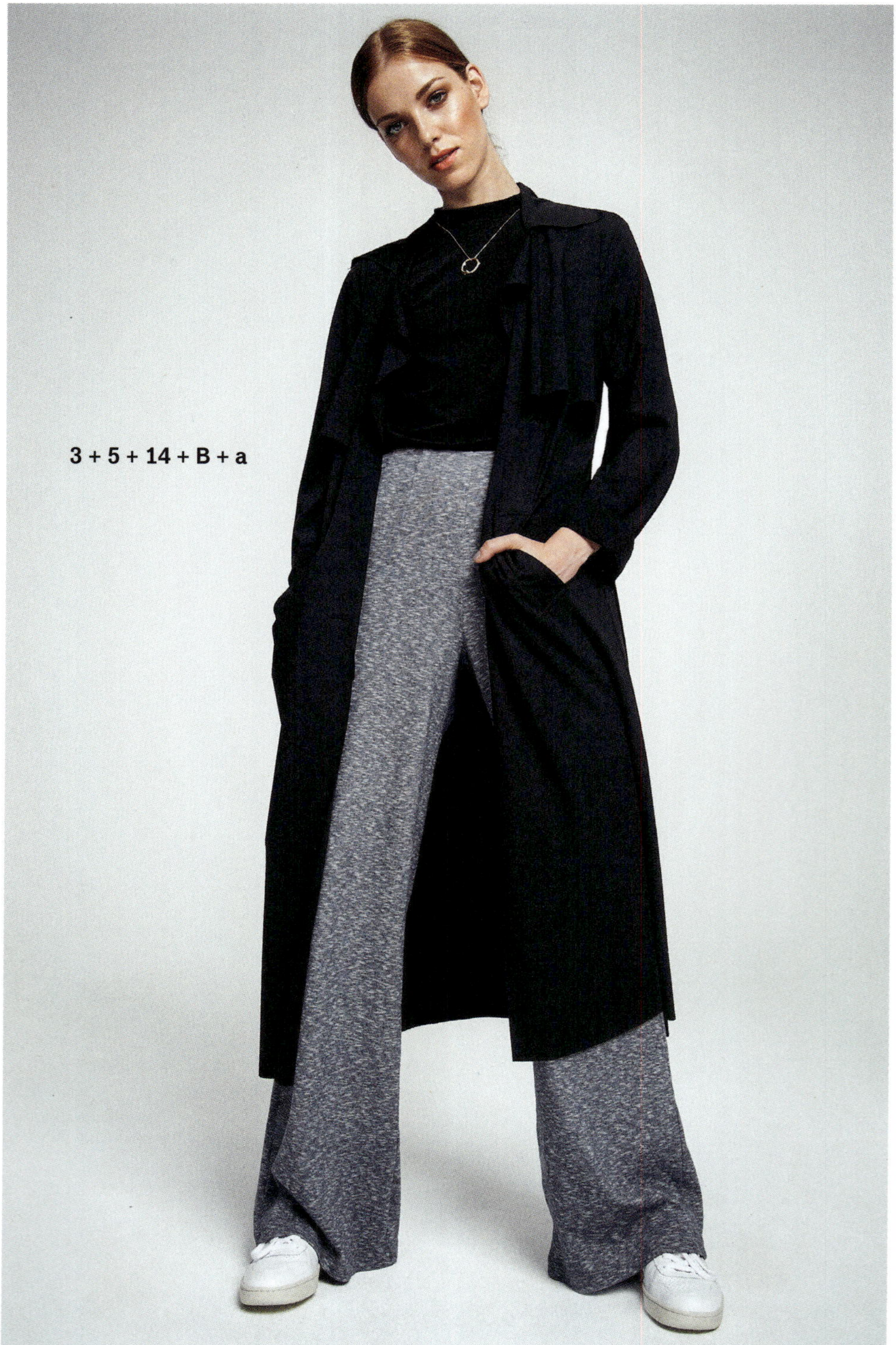

3 + 5 + 14 + B + a

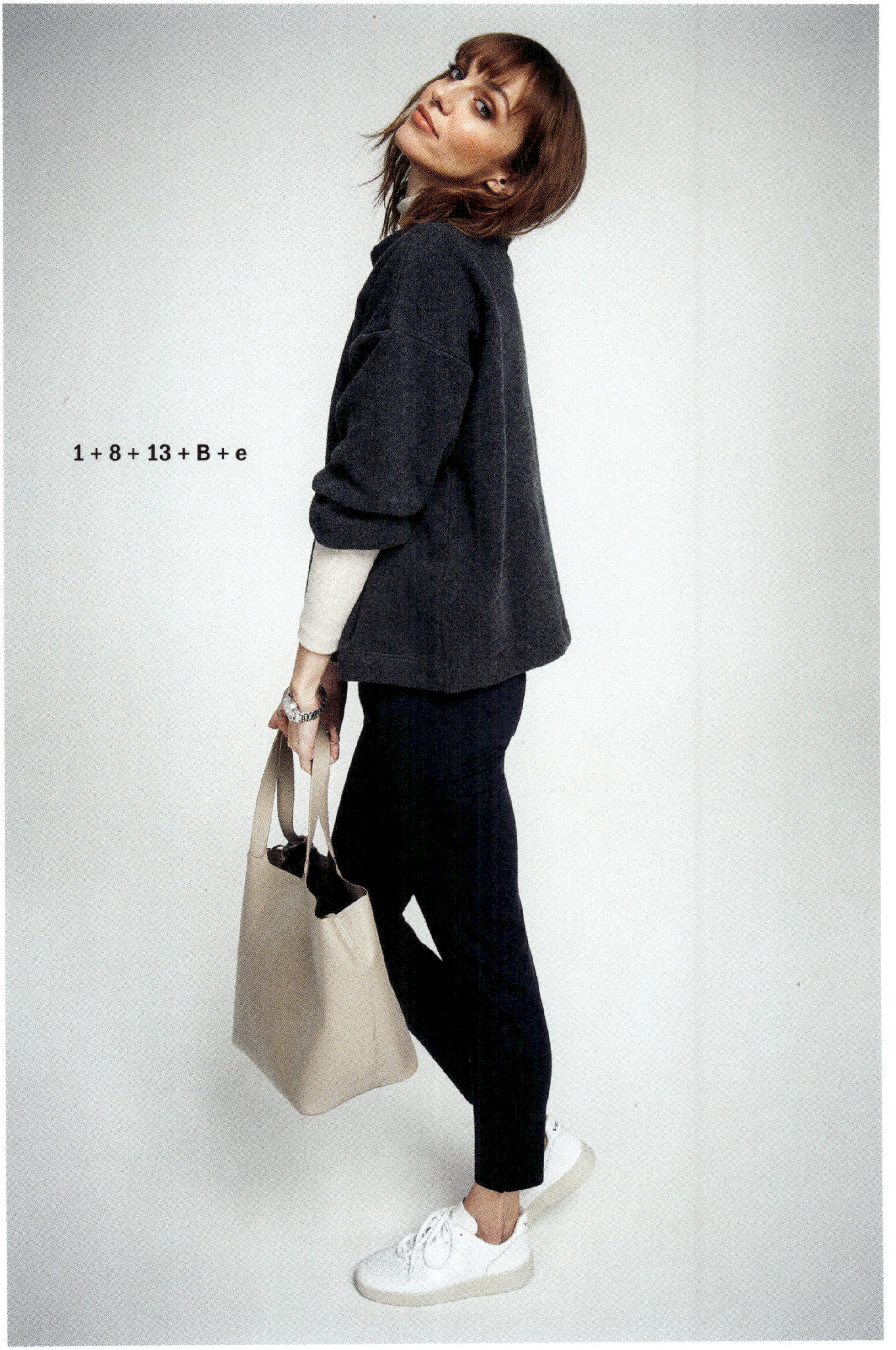
1 + 8 + 13 + B + e

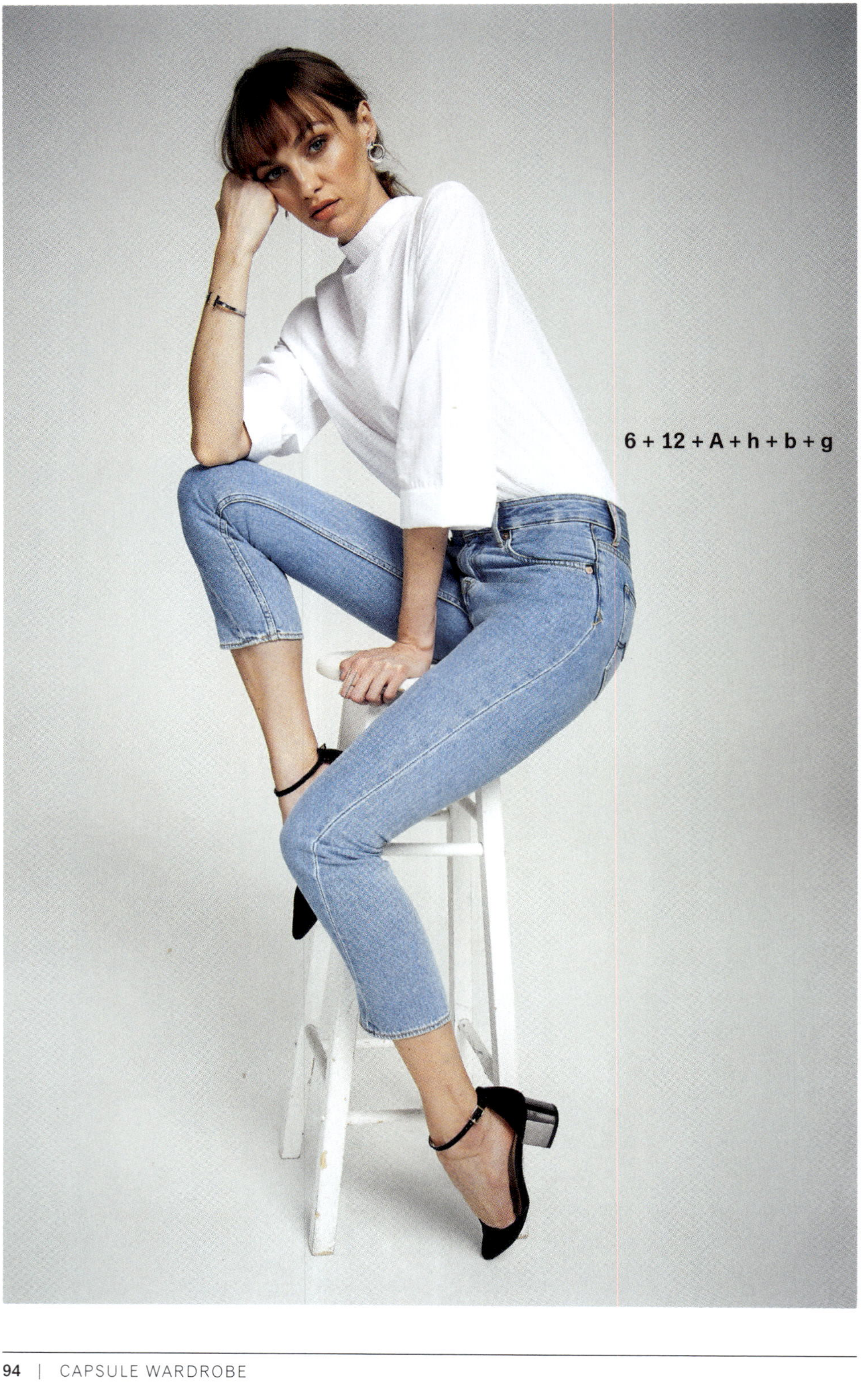

6 + 12 + A + h + b + g

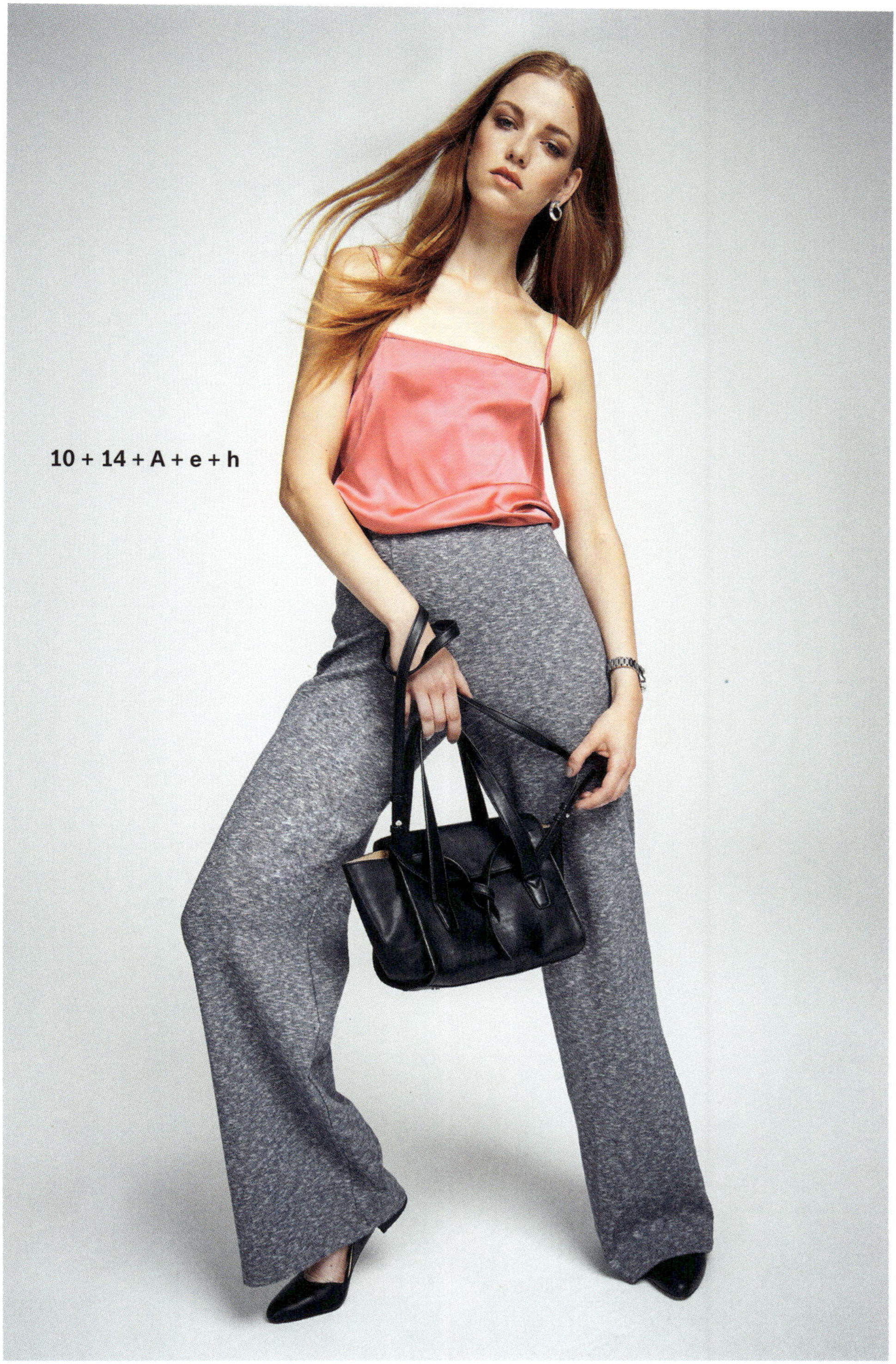
10 + 14 + A + e + h

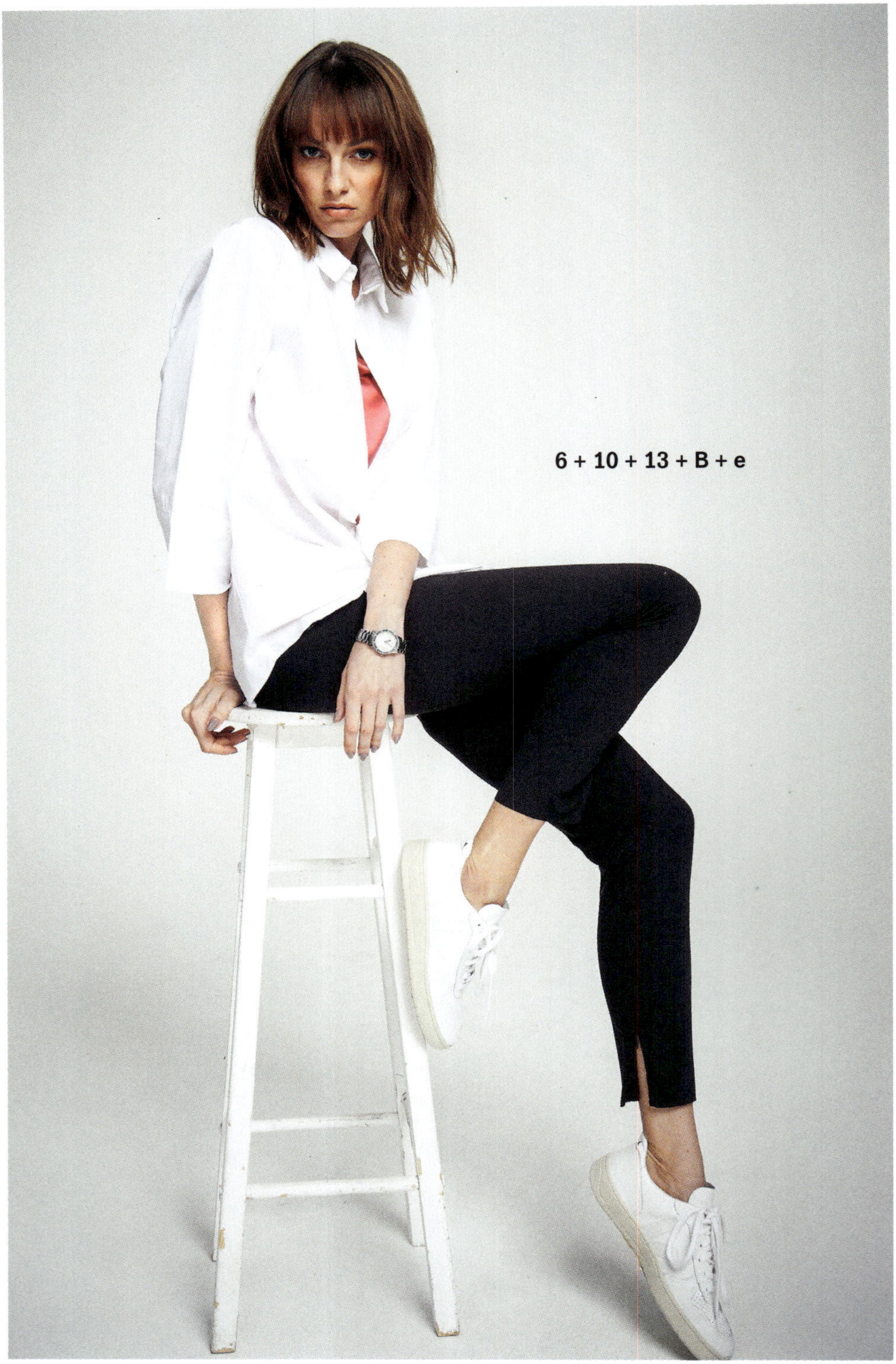

6 + 10 + 13 + B + e

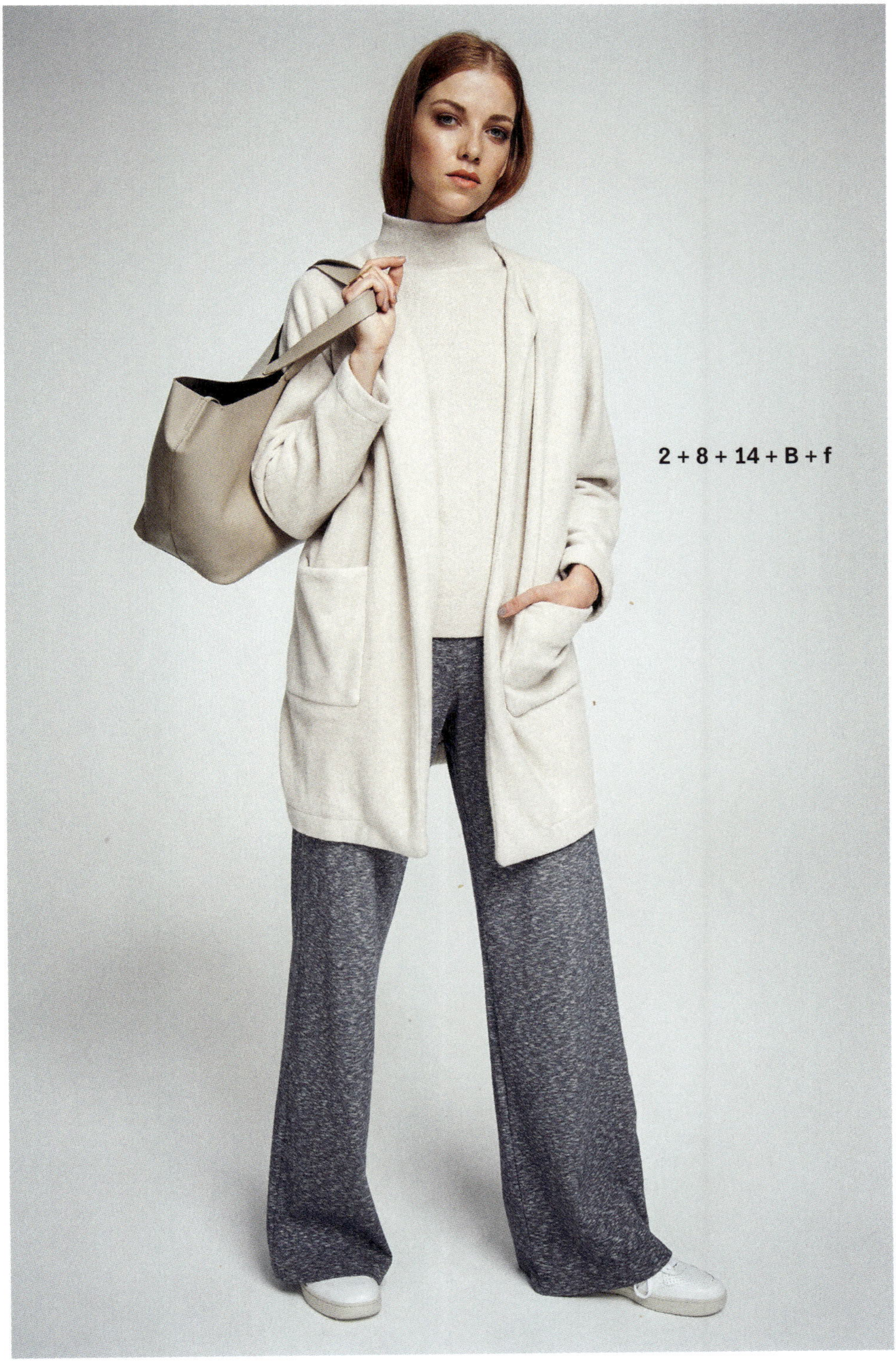

2 + 8 + 14 + B + f

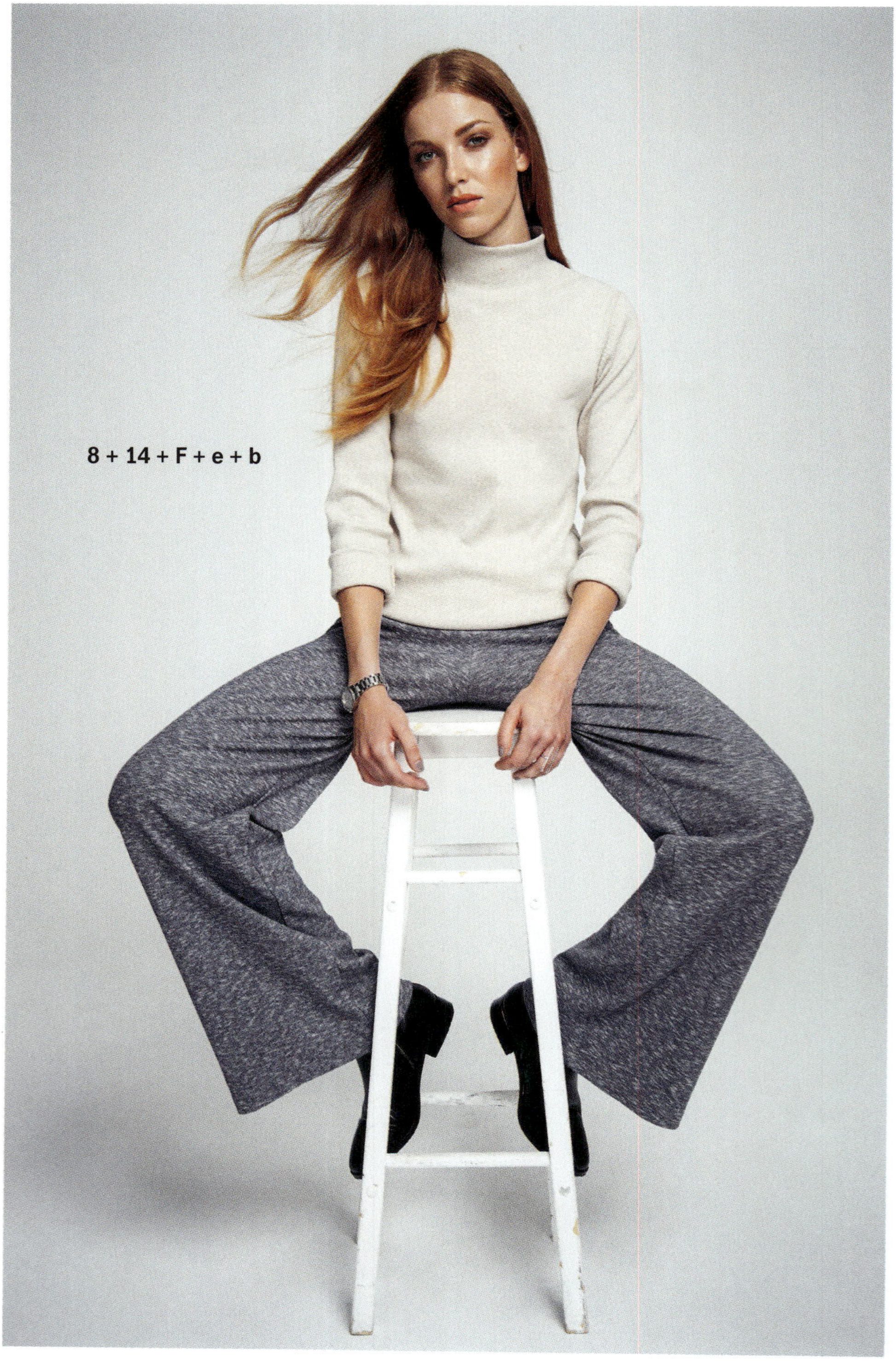
8 + 14 + F + e + b

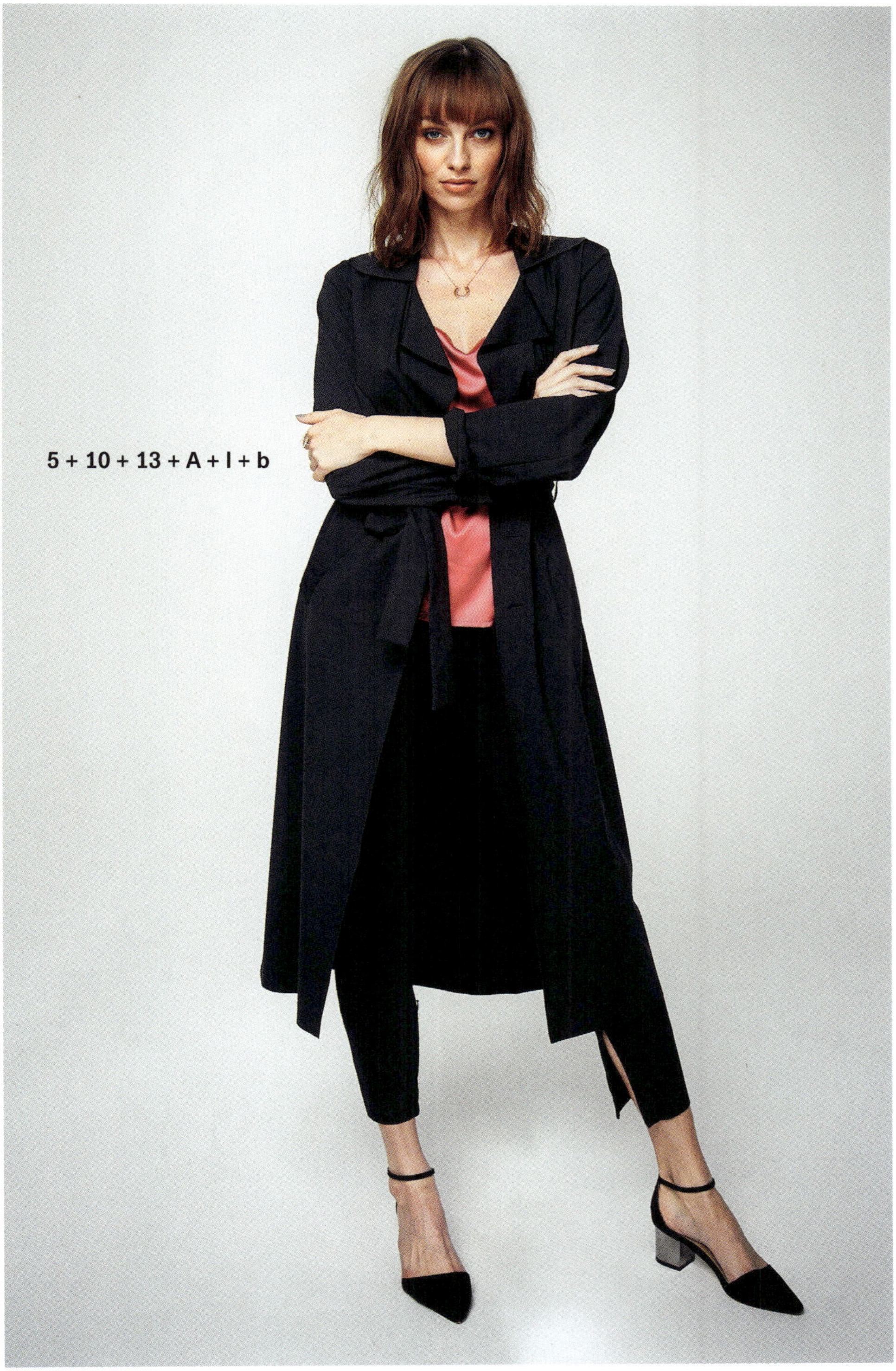
5 + 10 + 13 + A + l + b

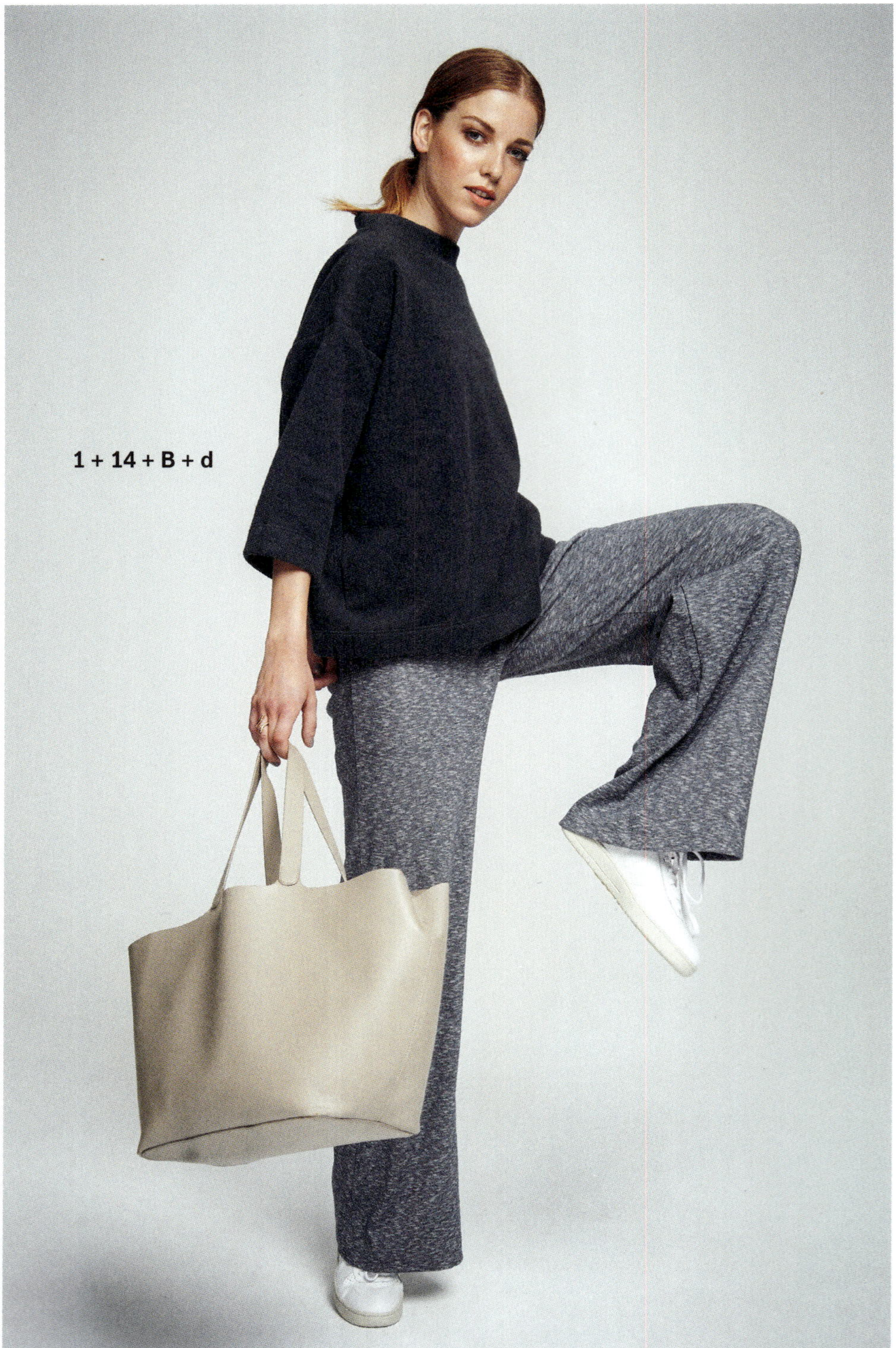

1 + 14 + B + d

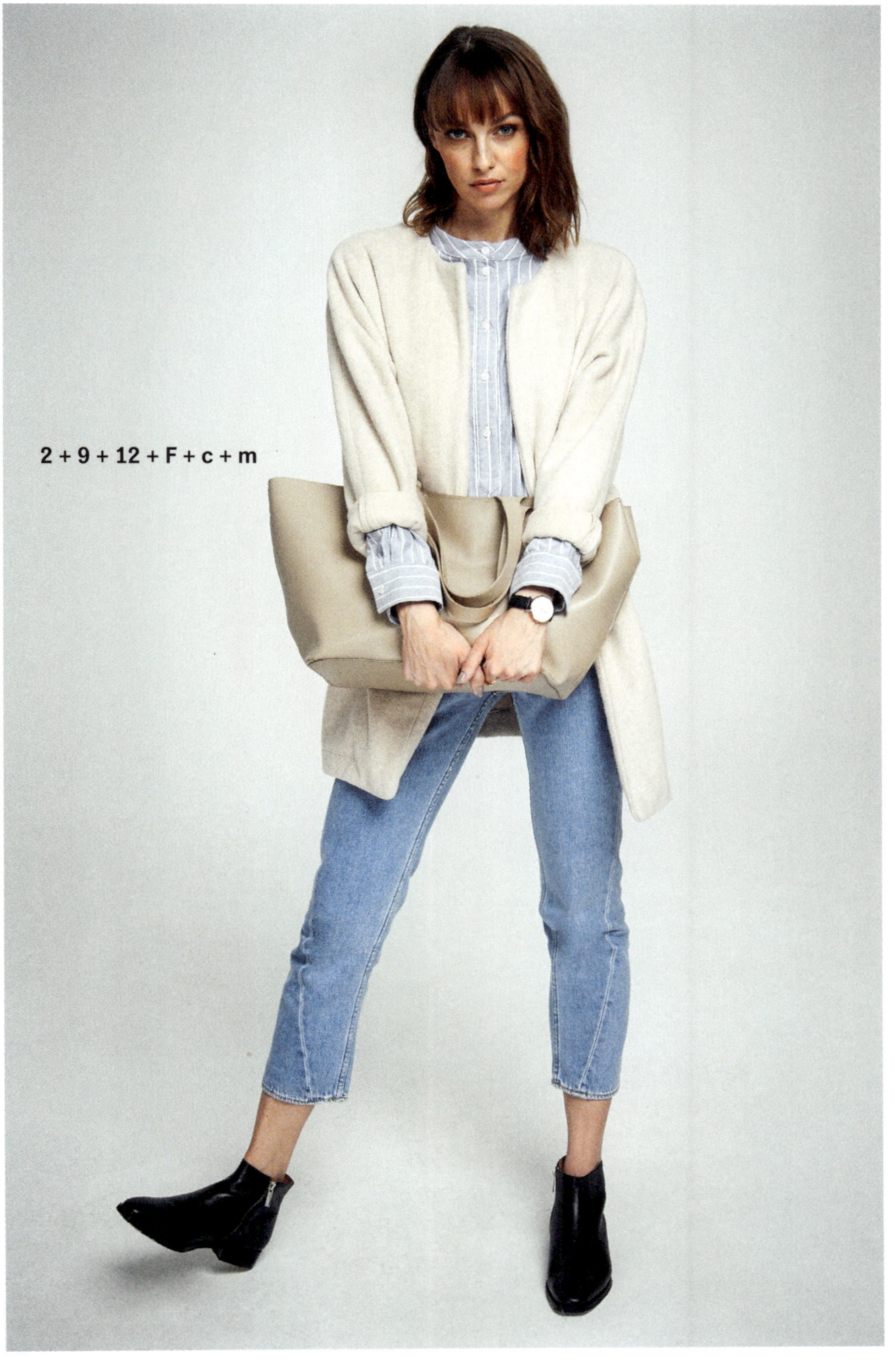

2 + 9 + 12 + F + c + m

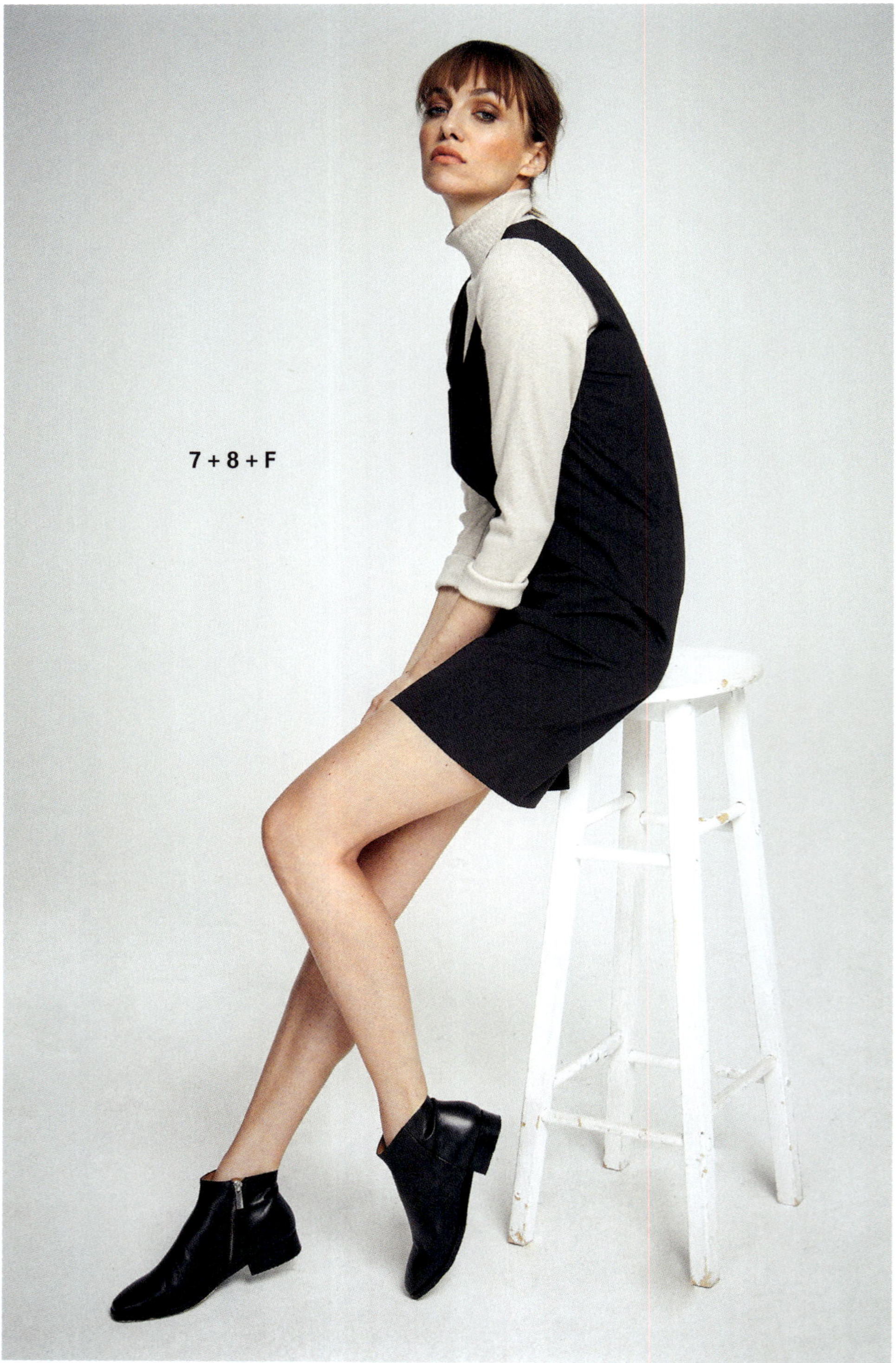
7 + 8 + F

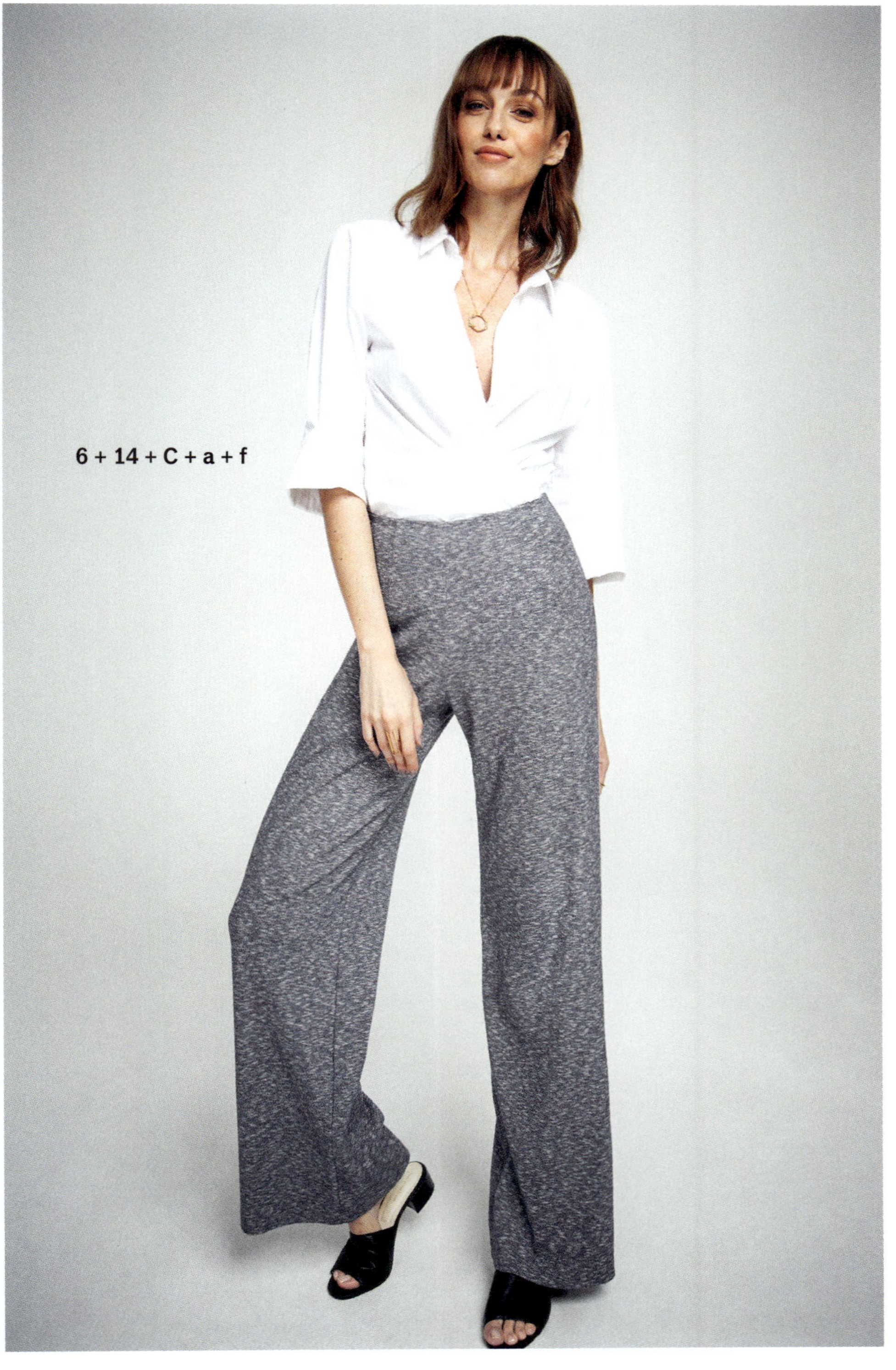
6 + 14 + C + a + f

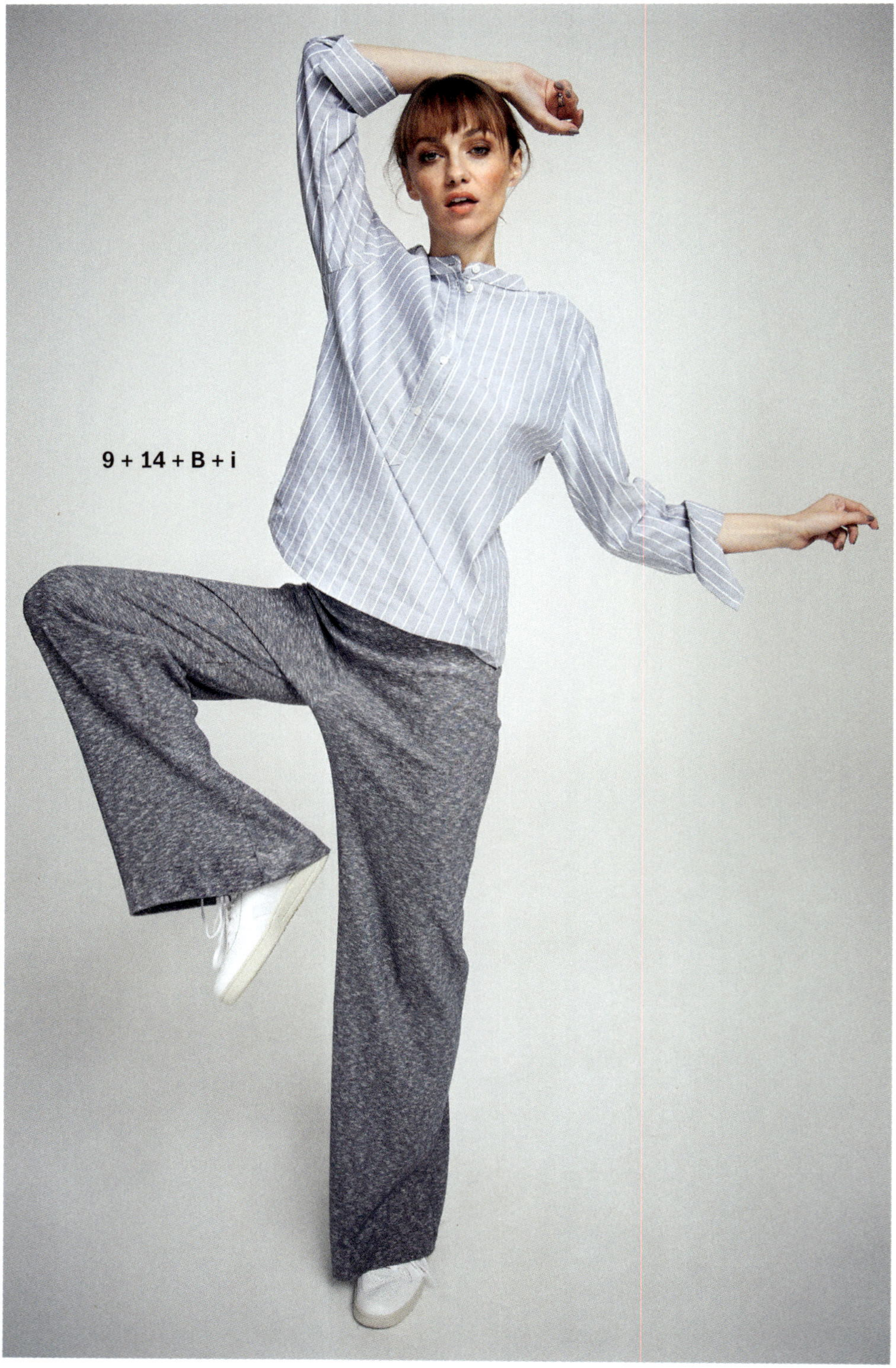

9 + 14 + B + i

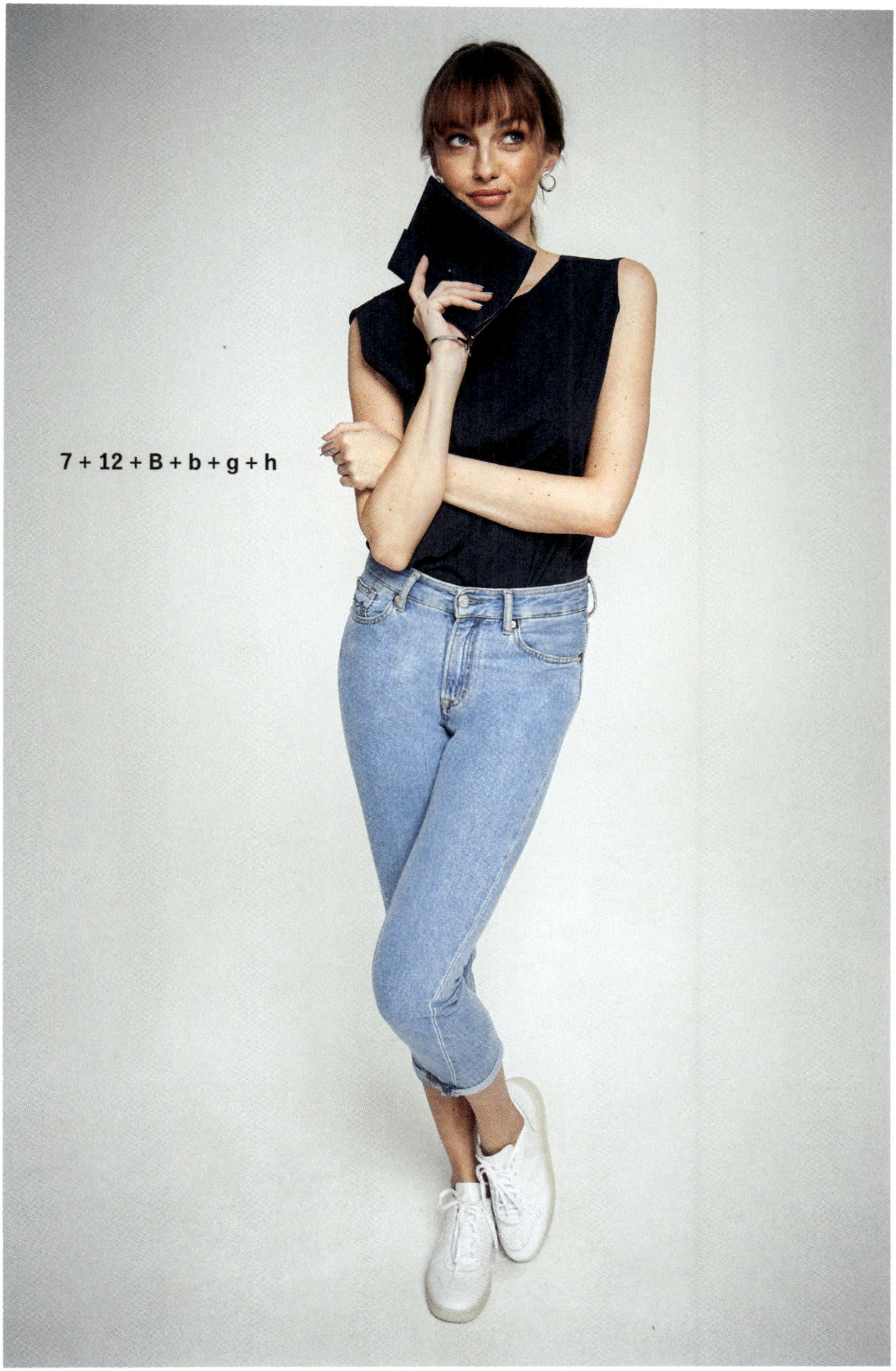

7 + 12 + B + b + g + h

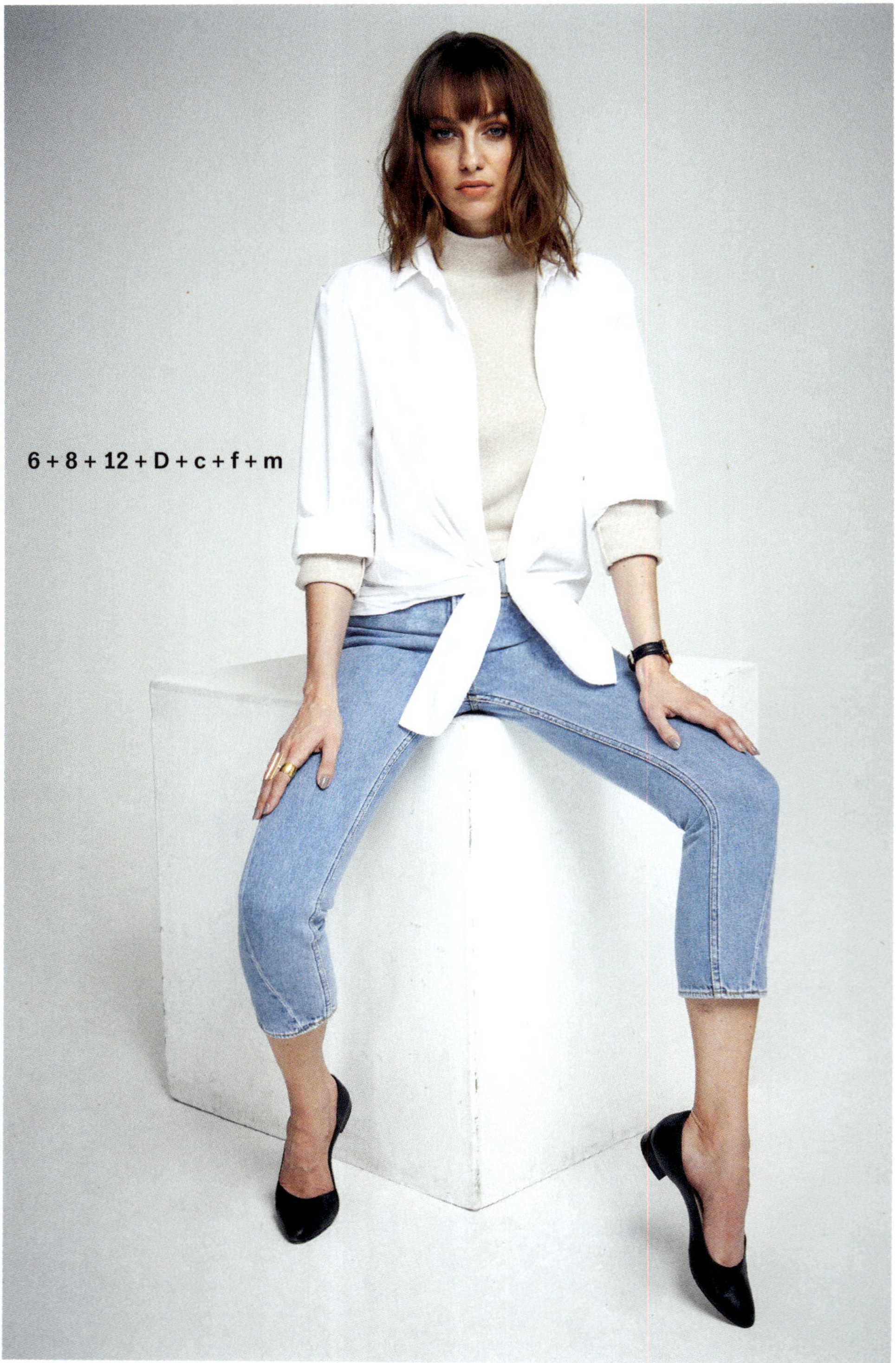
6 + 8 + 12 + D + c + f + m

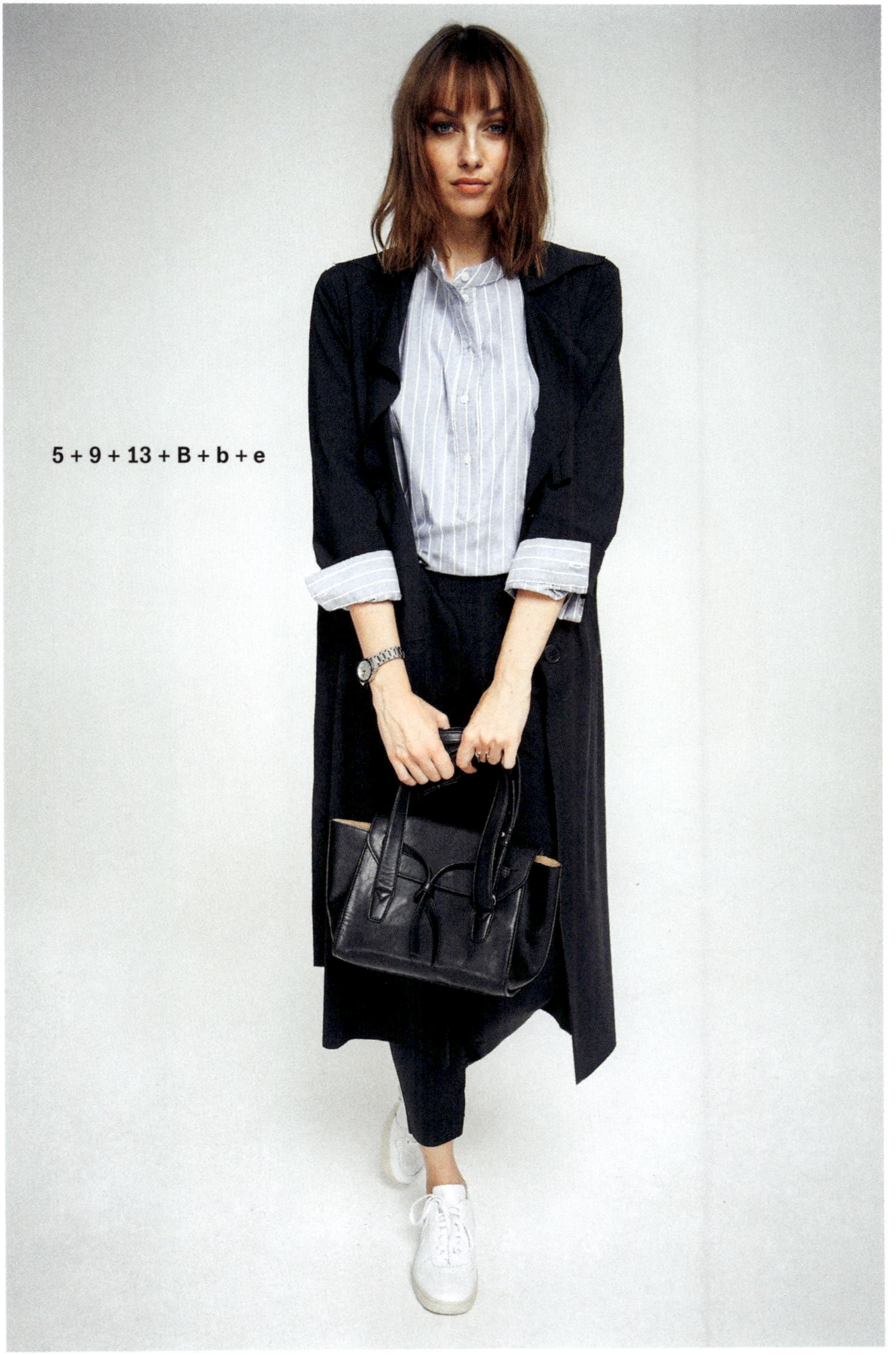
5 + 9 + 13 + B + b + e

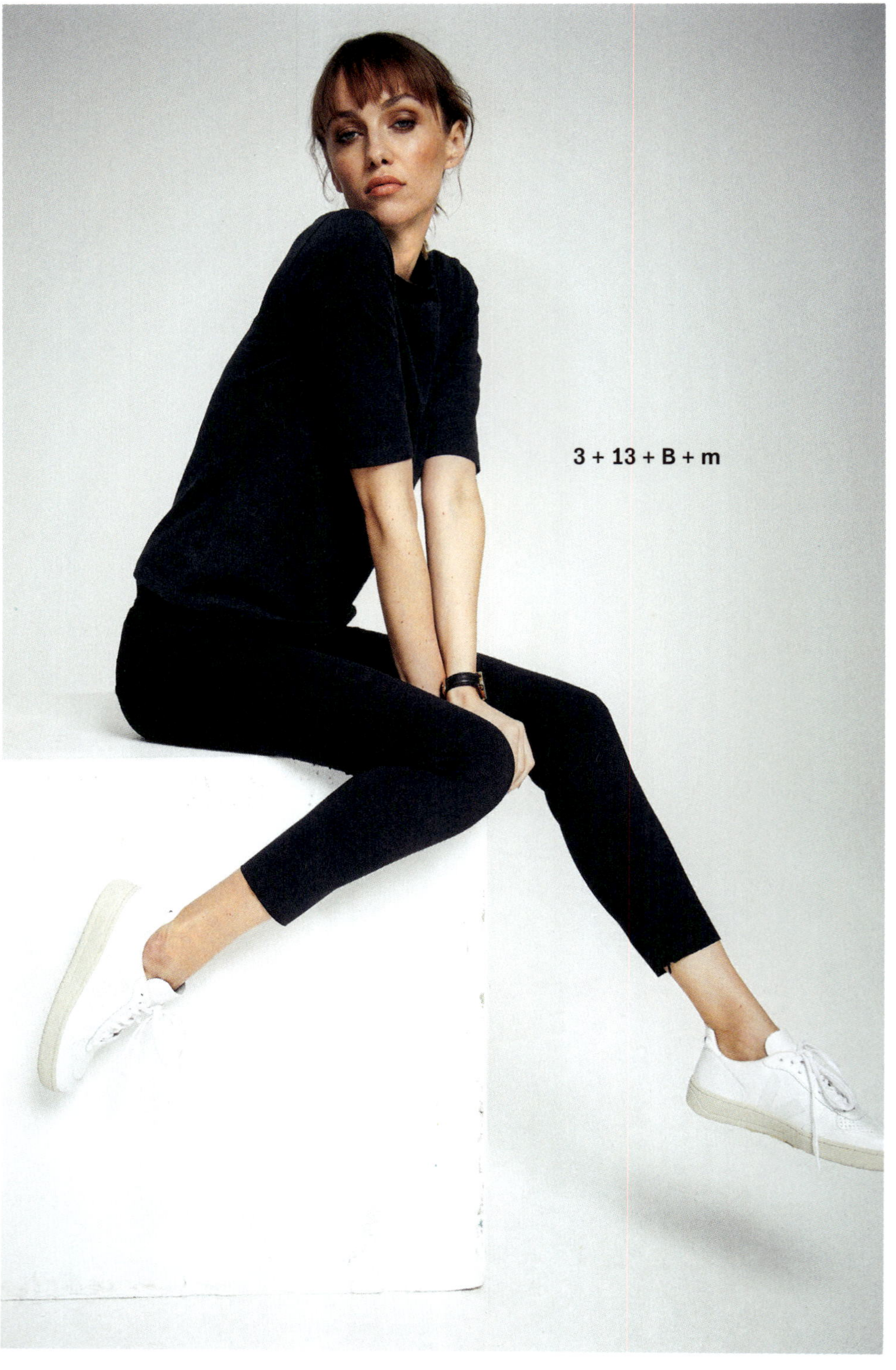

3 + 13 + B + m

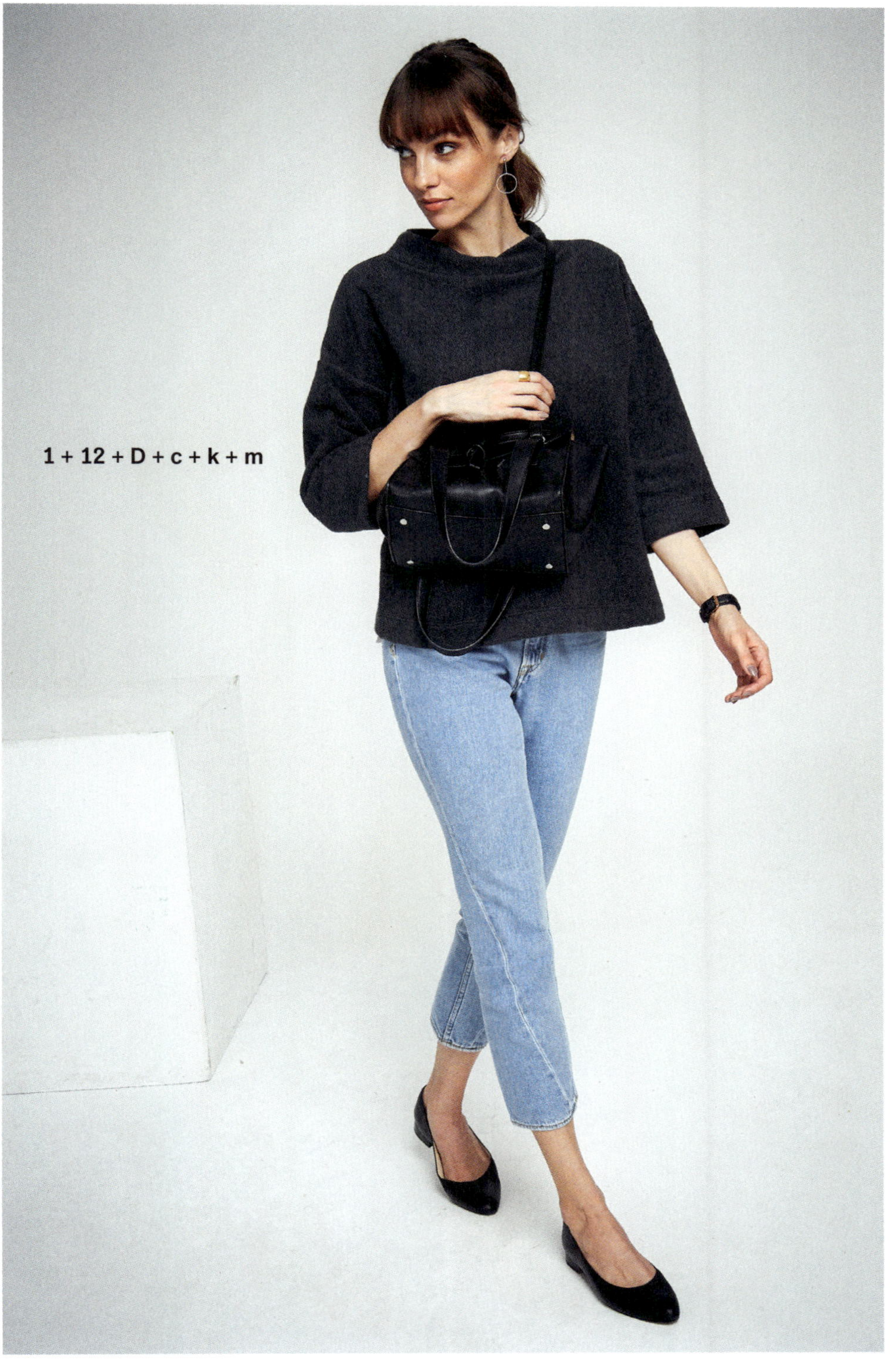

1 + 12 + D + c + k + m

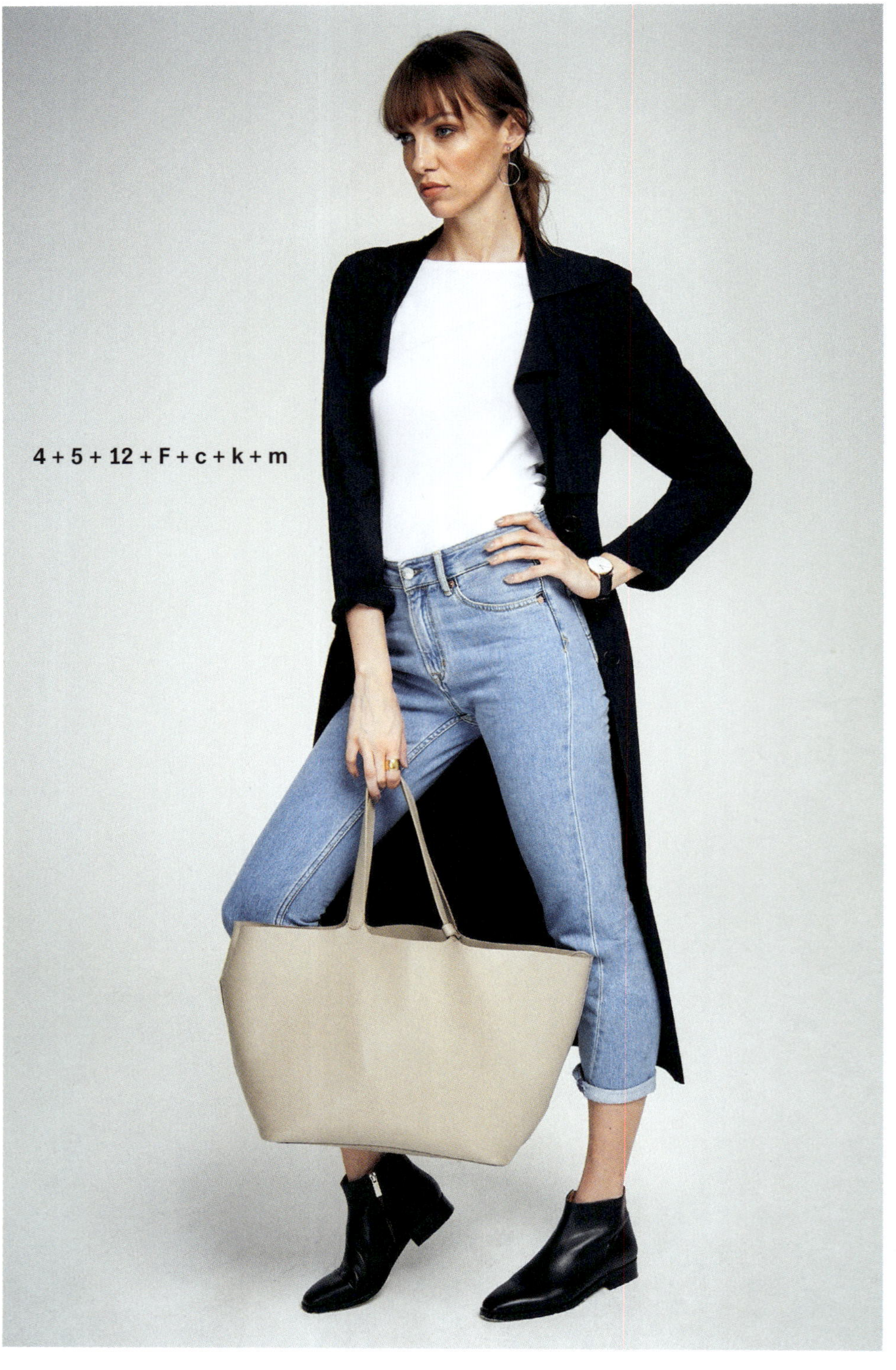
4 + 5 + 12 + F + c + k + m

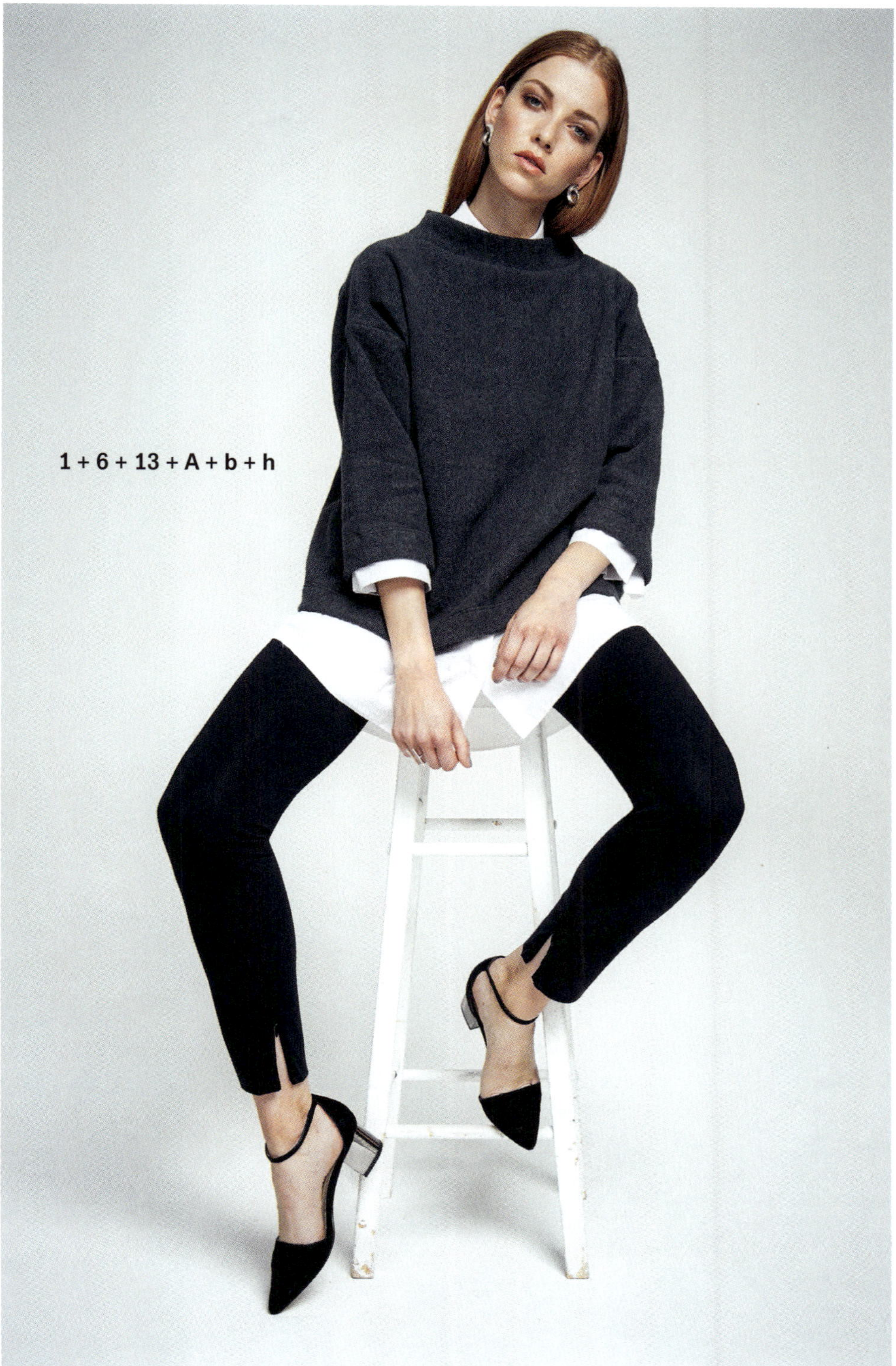

1 + 6 + 13 + A + b + h

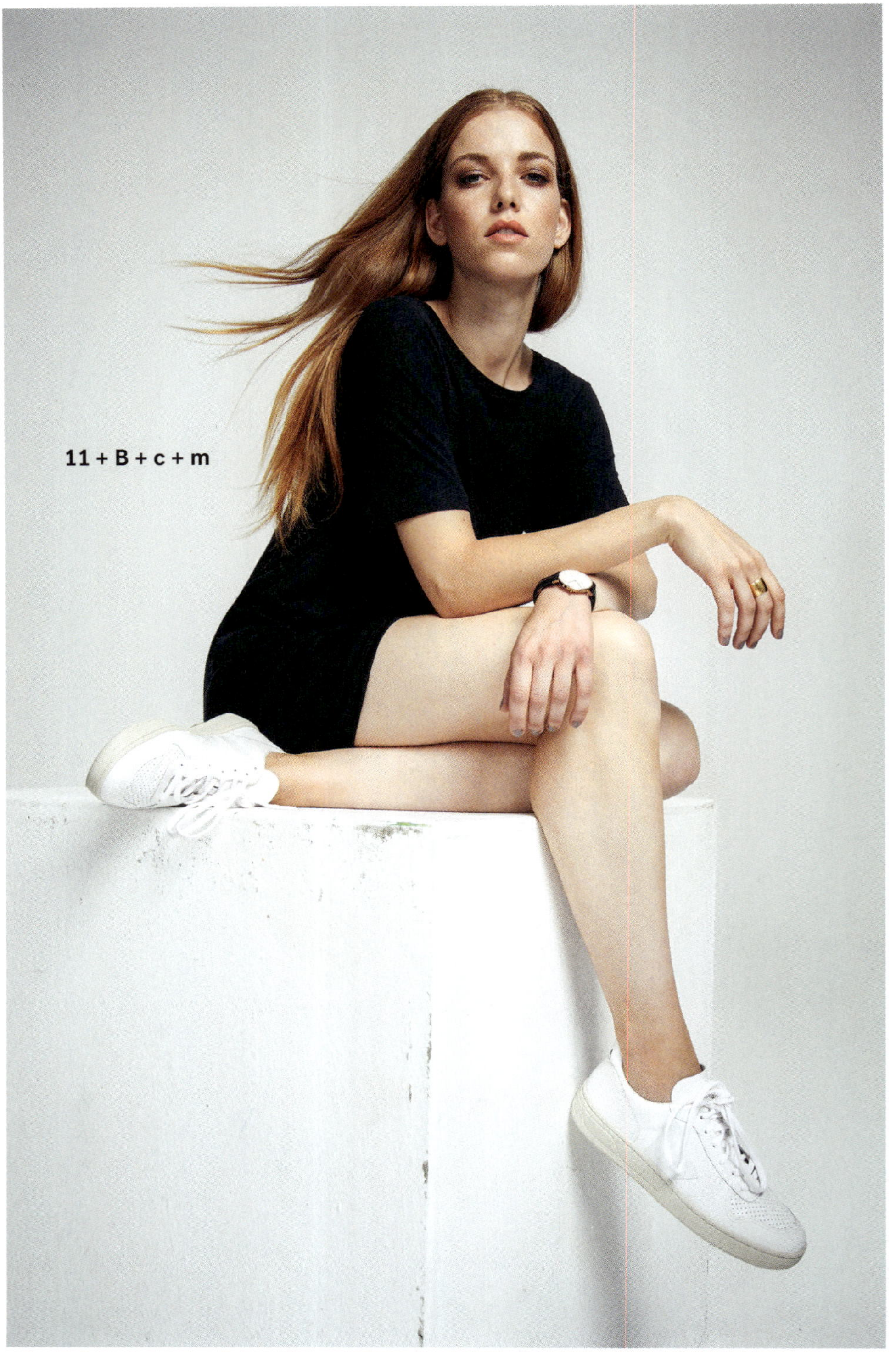
11 + B + c + m

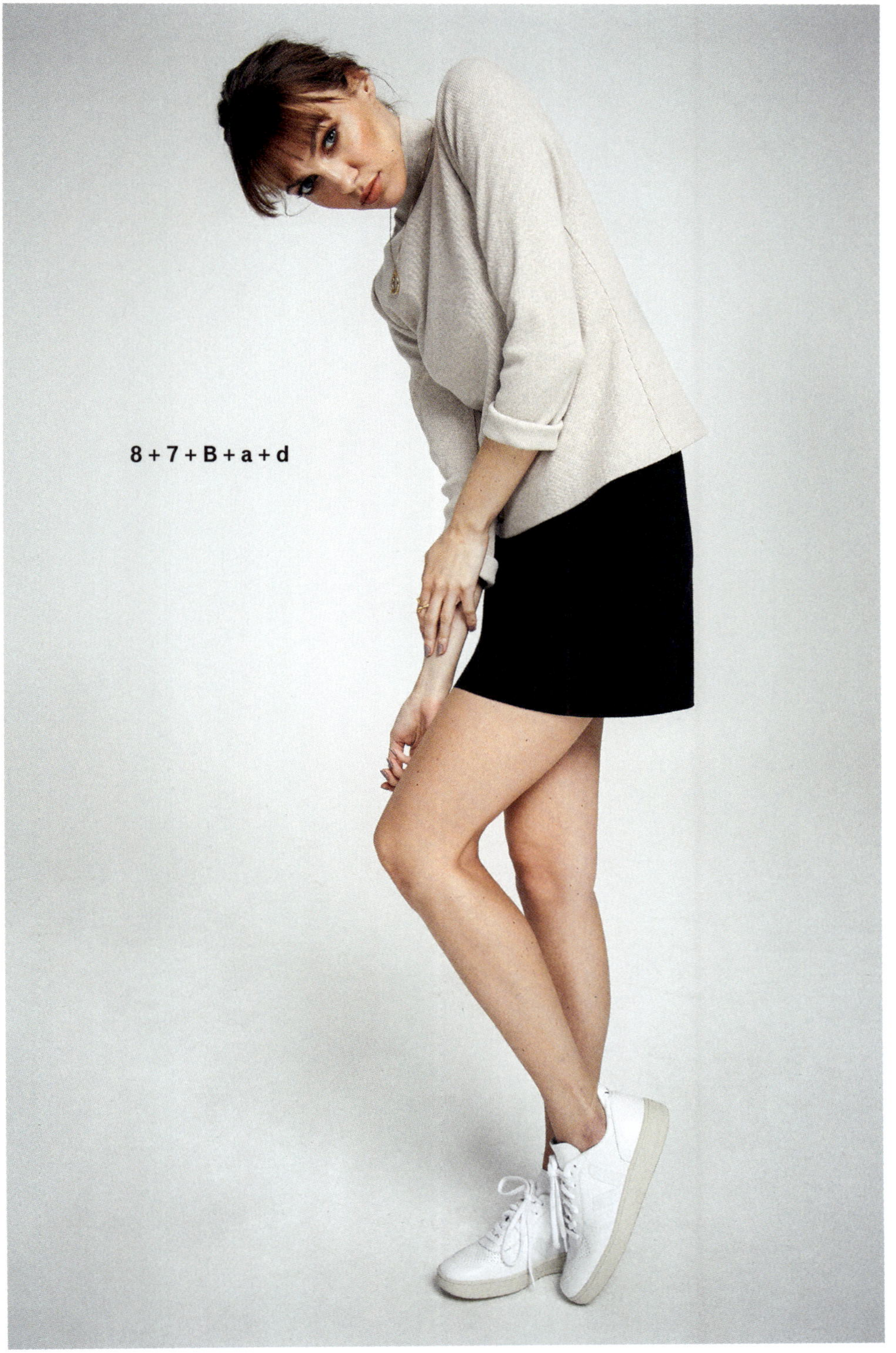

8 + 7 + B + a + d

TYPGERECHT

TAUSCHVORSCHLÄGE FÜR DIE EINZELNEN TYPEN:

TYP	FREQUENT TRAVELLER	MILLEFLEURS-MINIMALIST	MODE-HAT-KEINE-PRIO
KLEIDUNGSSTÜCK	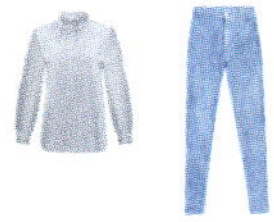 Hemd; Jeans	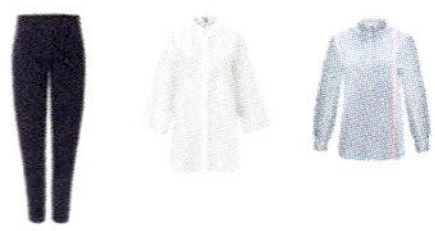 Schwarze Hose; Weiße Bluse; Hemd	
GETAUSCHT GEGEN	Hemd → Schickes Oberteil, schwarz Jeans → Weite schwarze Hose + Schal	Schwarze Hose → Bunte Hose Weiße Bluse → Print-Bluse Hemd → Print-Kimono	Farbschwerpunkt: + Rosa Pulli + Peach Kleid

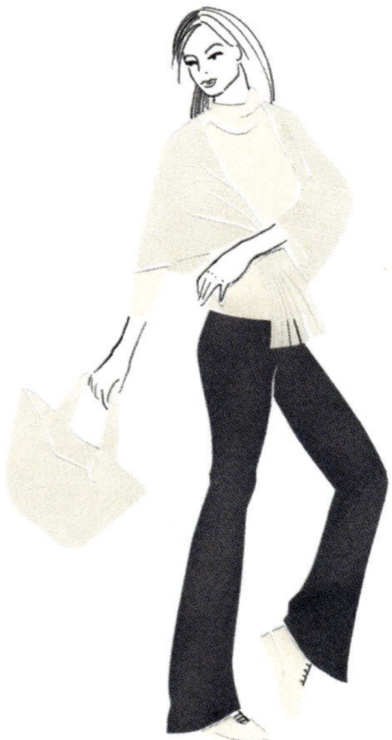

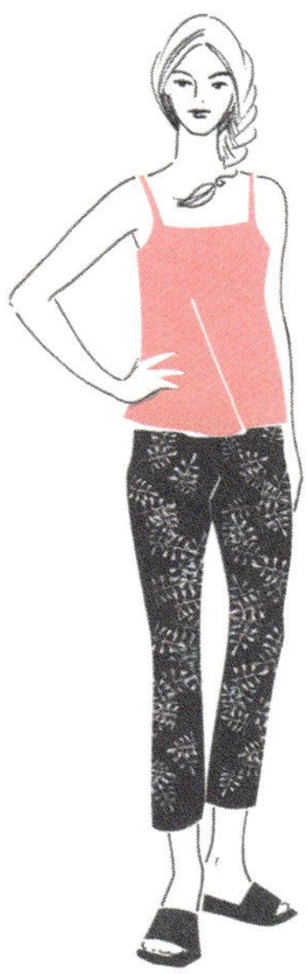

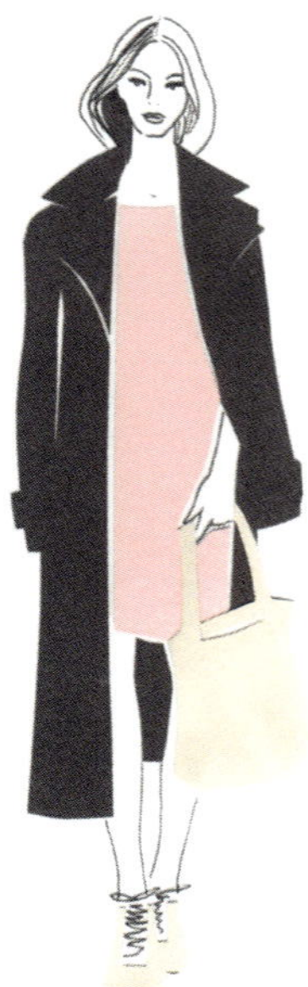

AUSSEHEN

FAST-FASHION-VICTIM

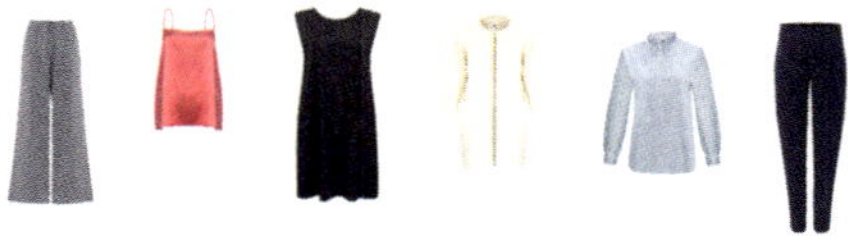

- Weite Hose → Culotte
- Satin-Top → Glitzershirt
- Schwarzes Kleid → Weißes Kleid
- Strickjacke → Kimono
- Hemd → Jeanshemd
- Schwarze Hose → Glitzerrock + Print-Blouson

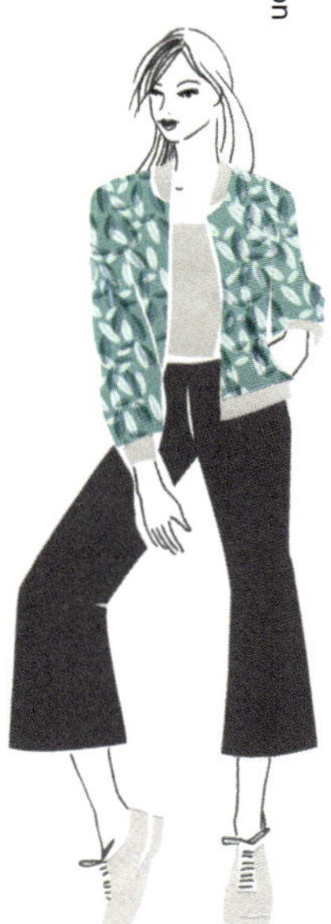

ACTIVE TYPE

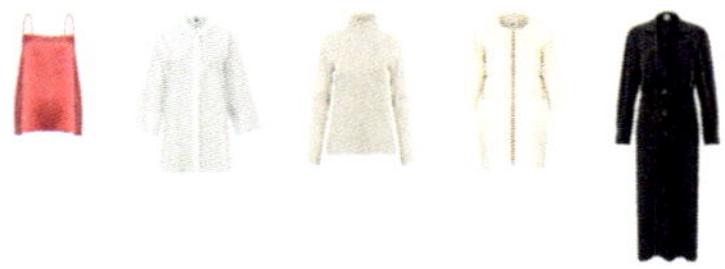

- Satin-Top → Sport-Top
- Weiße Bluse → Graues T-Shirt
- Rollkragenpullover → Sweatshirt, grau
- Strickjacke → Kimono
- Trenchcoat → Sportliche Jacke + Leggings

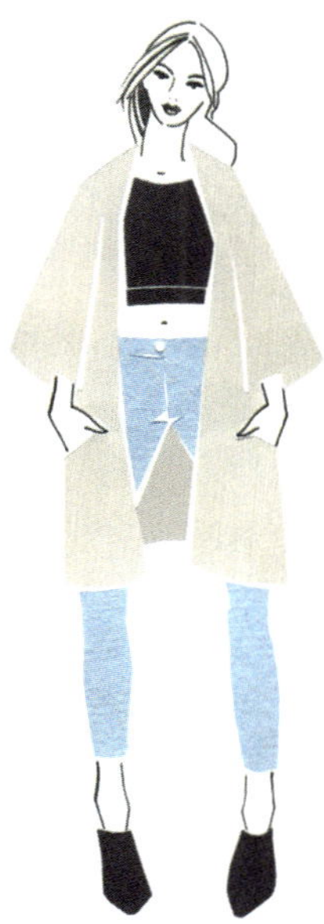

Hier zeigen wir Ihnen, wie Sie ganz einfach aus den Teilen der Grundgarderobe mithilfe einiger typgerechter Key-Pieces je nach Fashion-Typ die passenden Outfits zusammenstellen können.

FREQUENT TRAVELLER

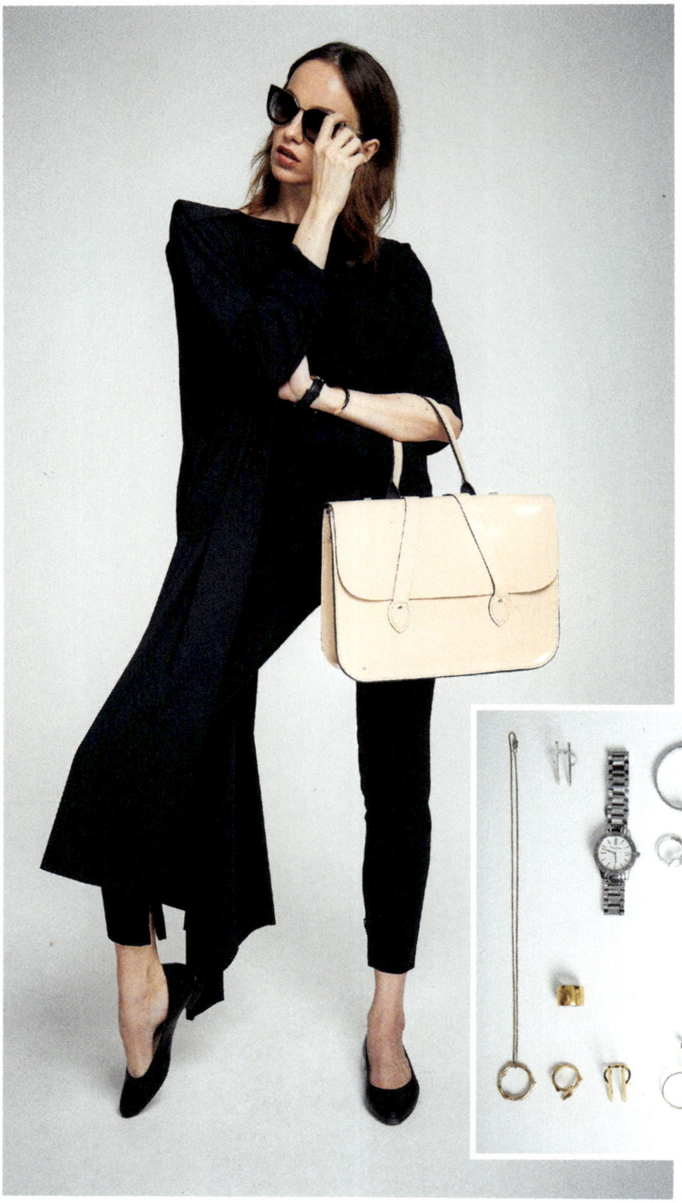

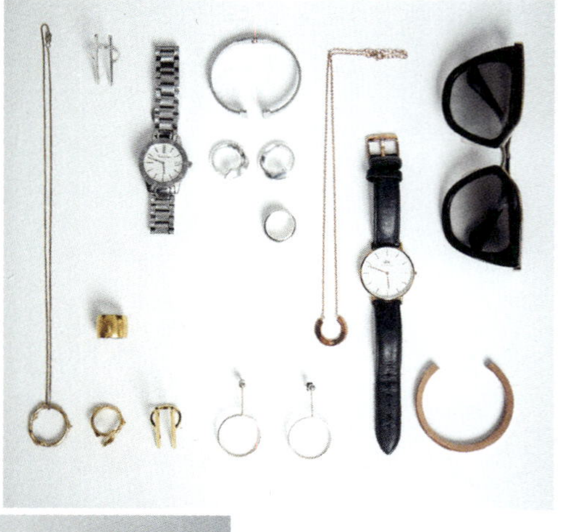

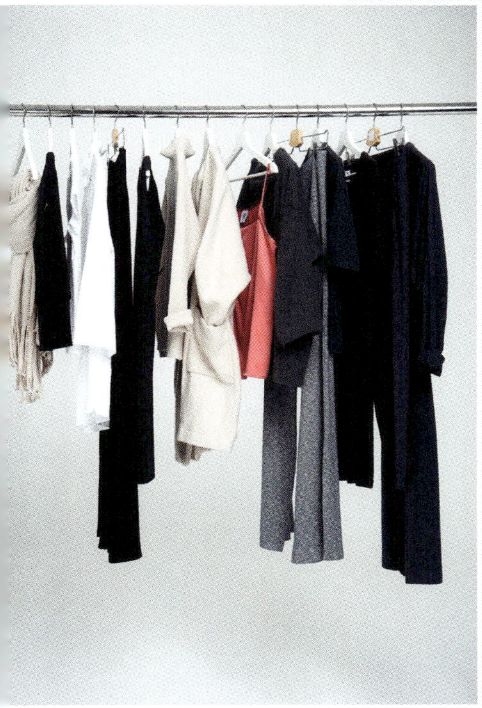

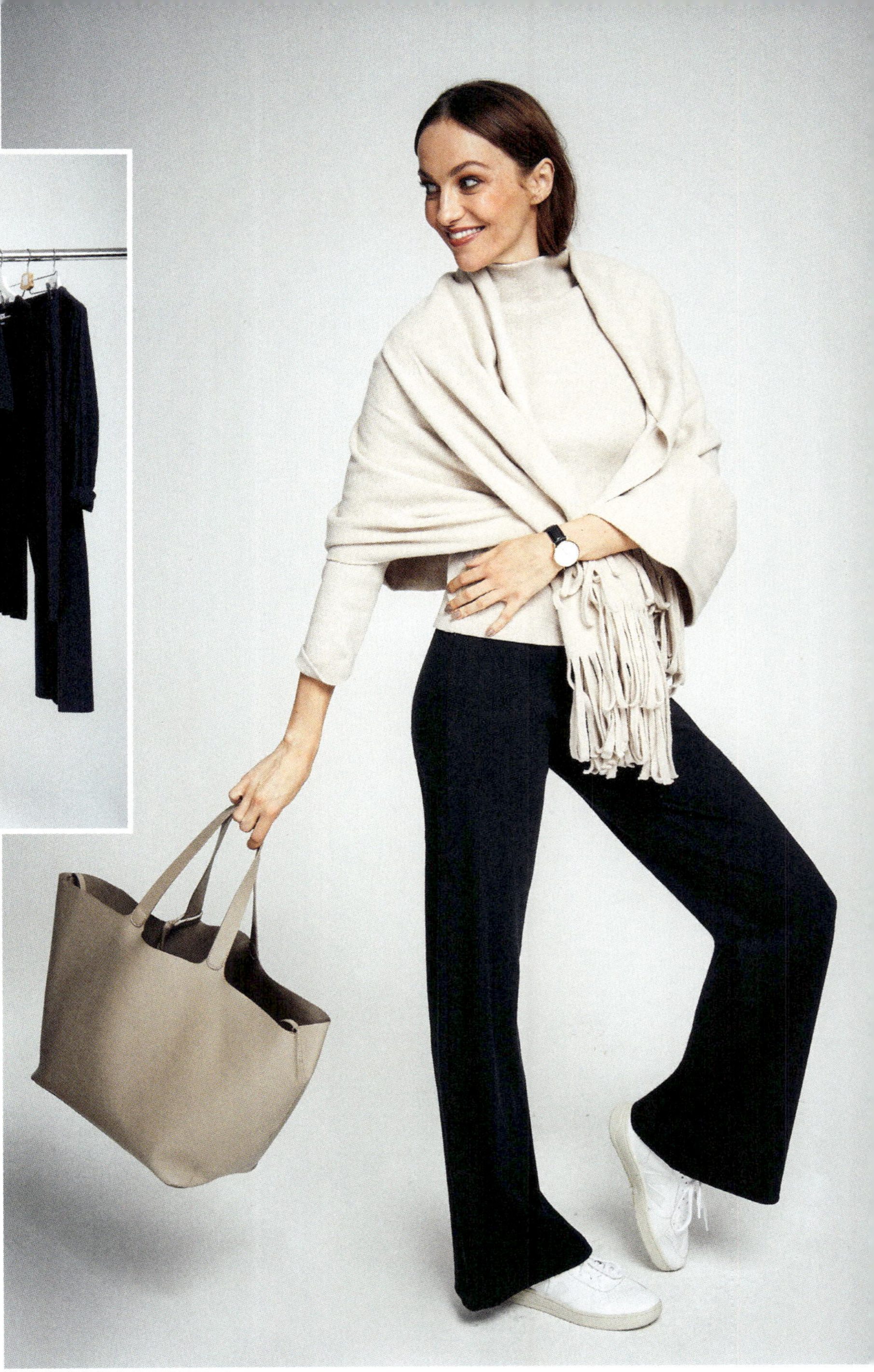

MILLEFLEURS-MINIMALIST

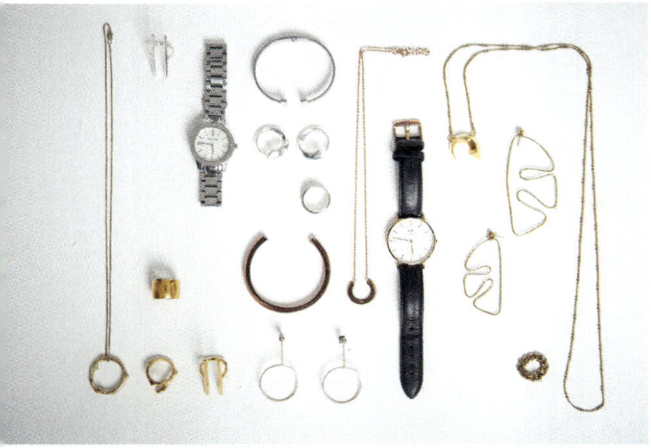

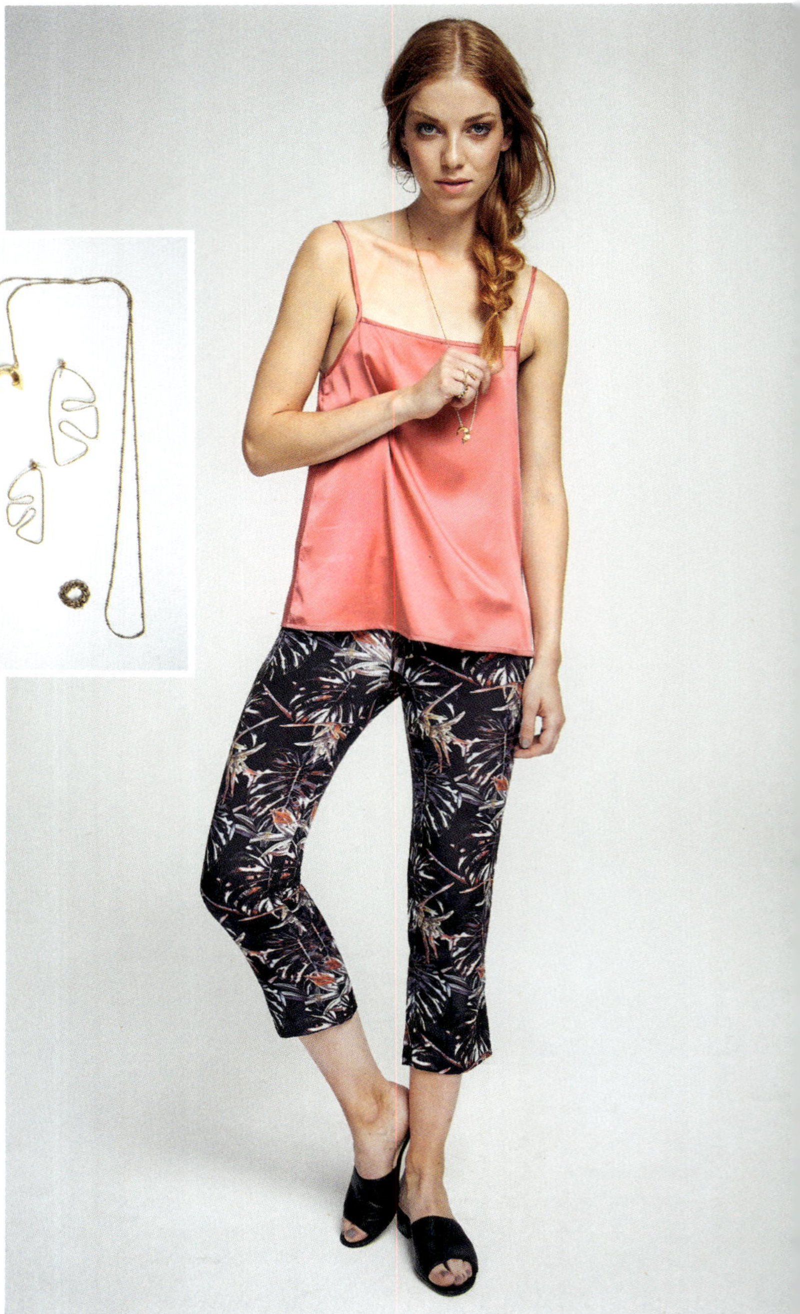

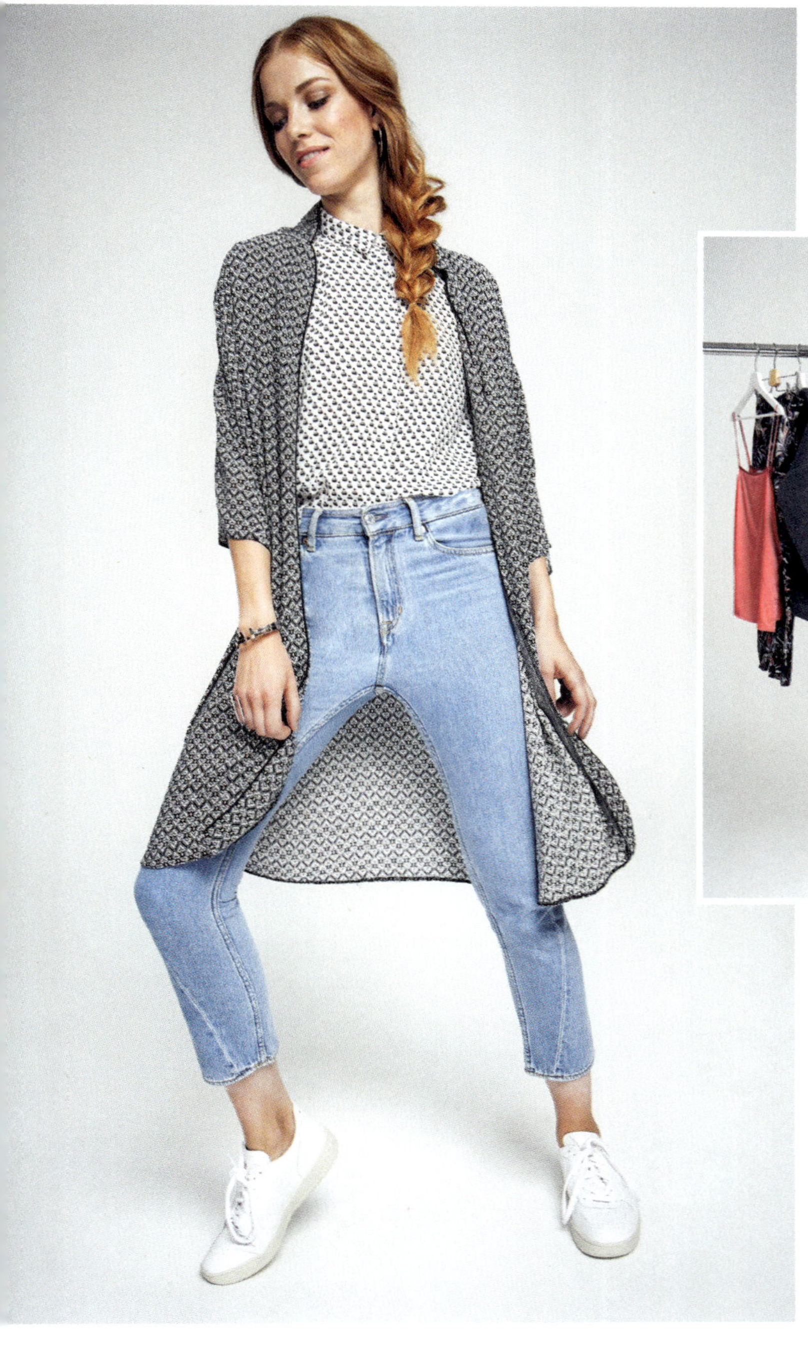

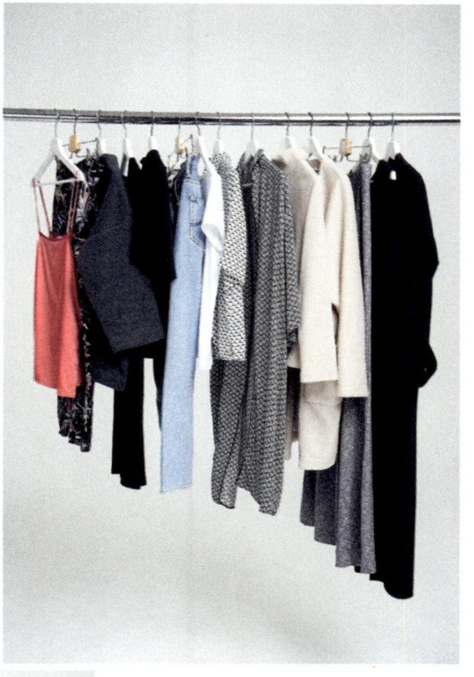

MODE-HAT-KEINE-PRIO-TYP

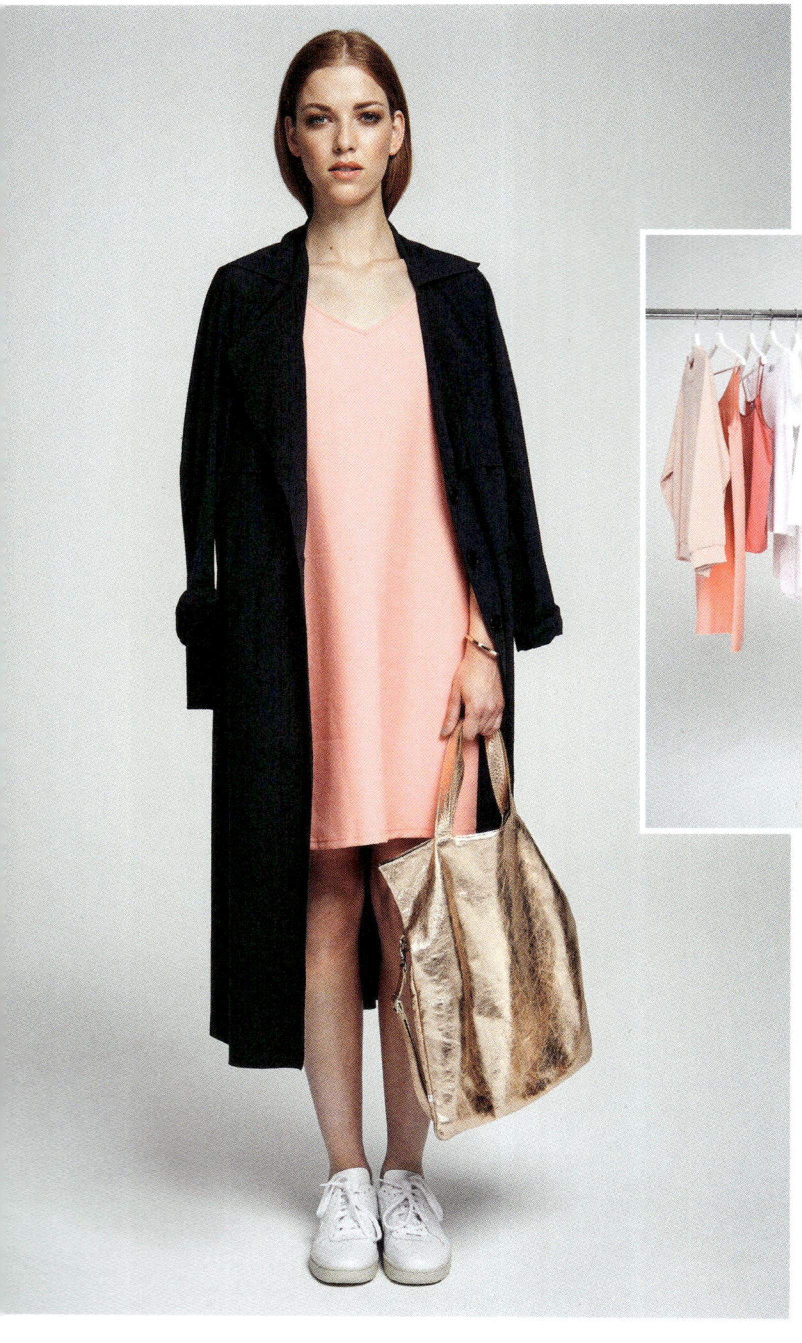

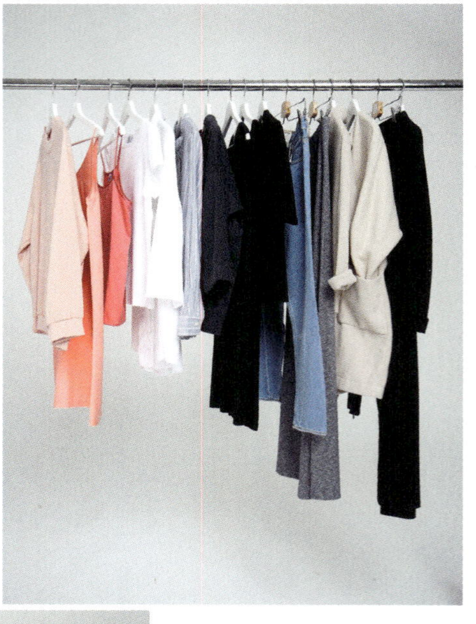

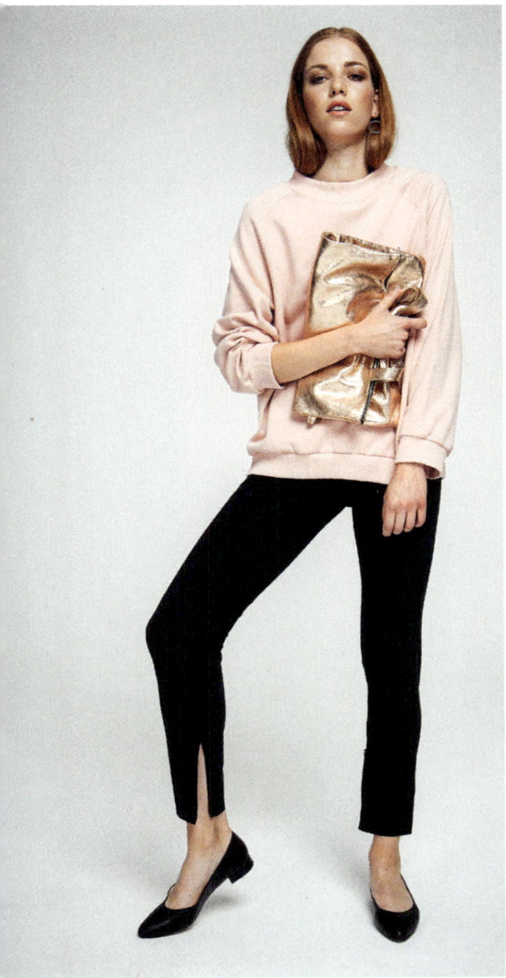

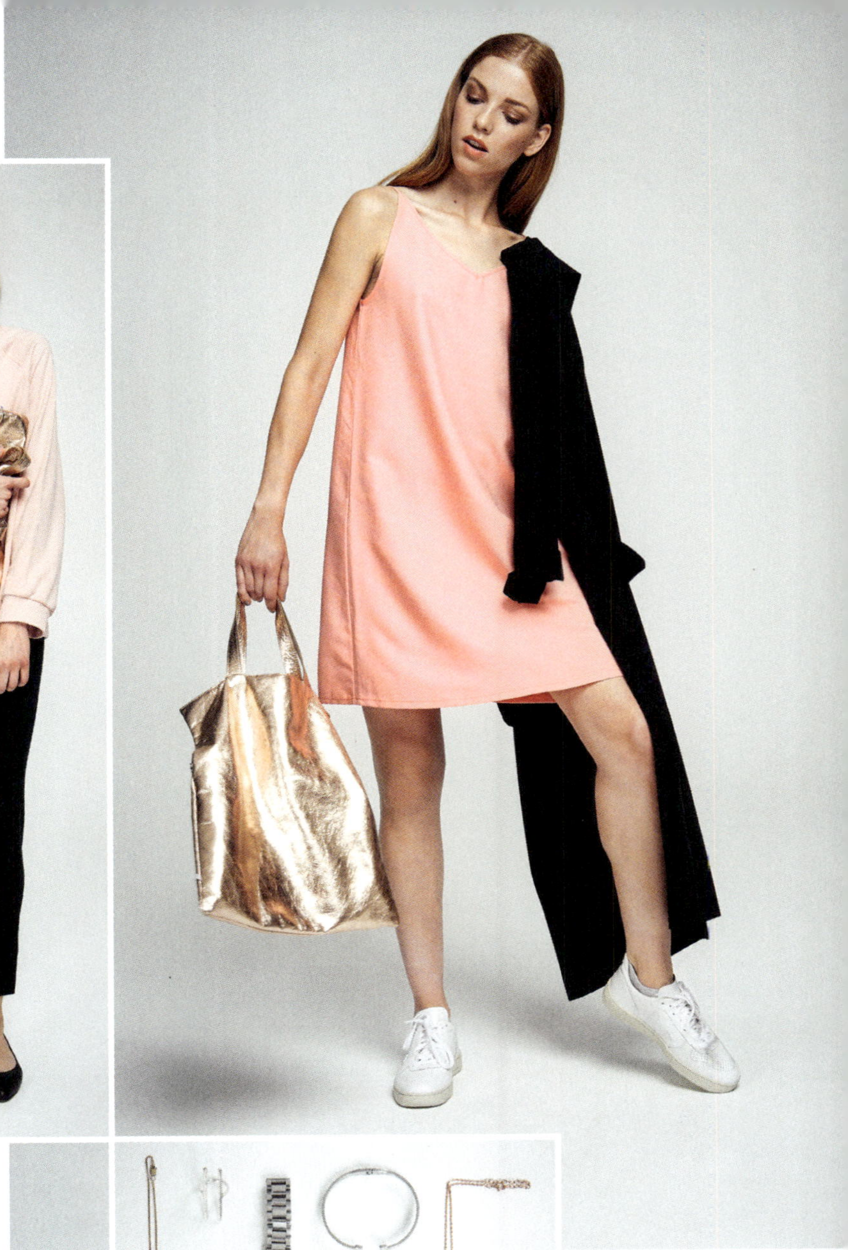

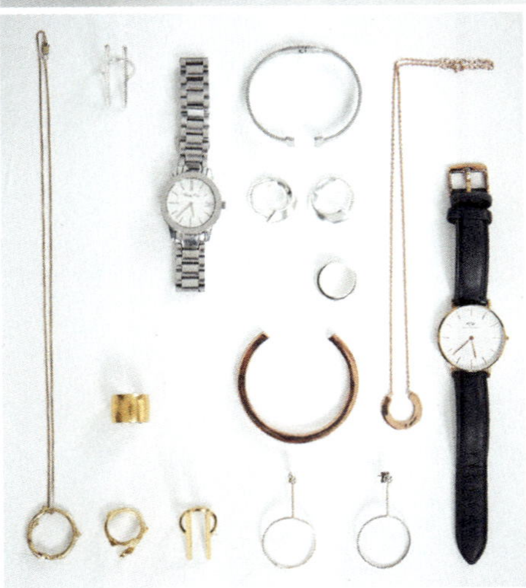

FAST-FASHION-VICTIM

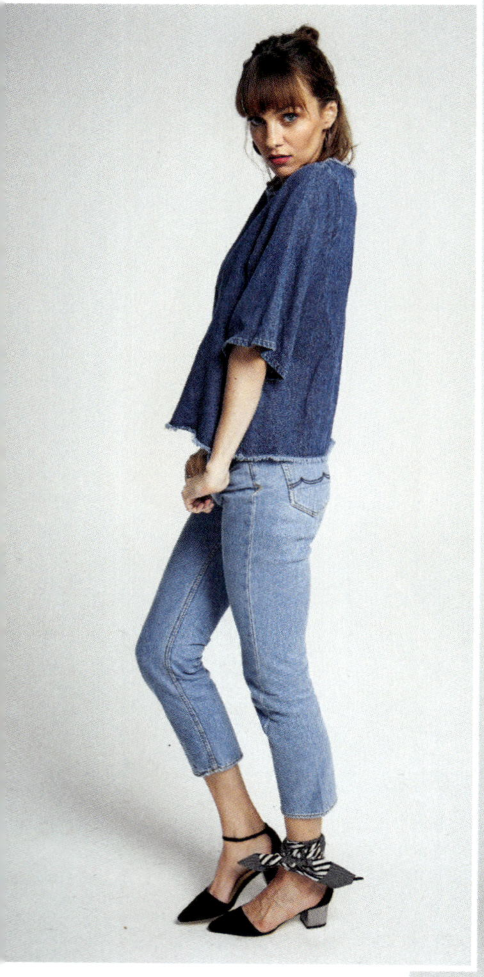

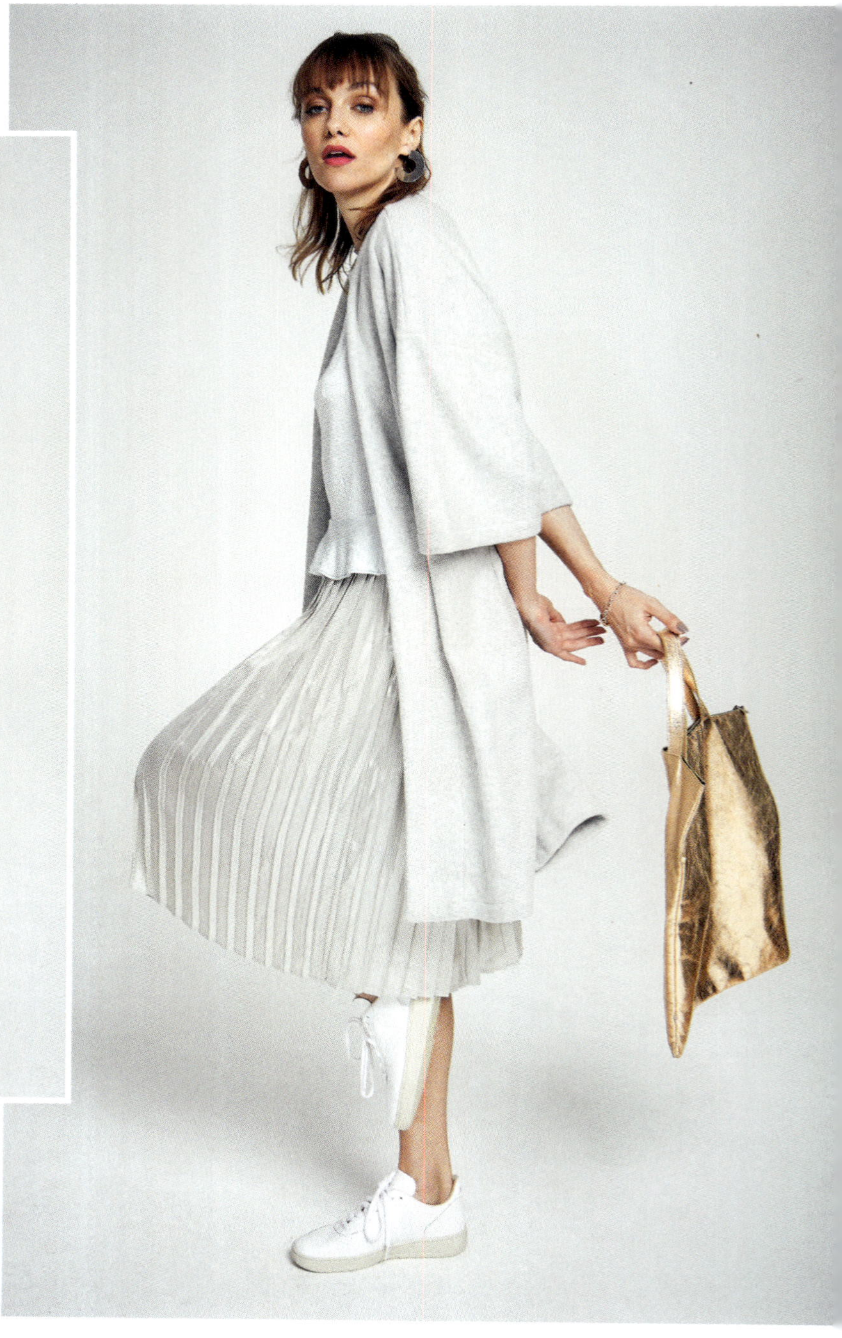

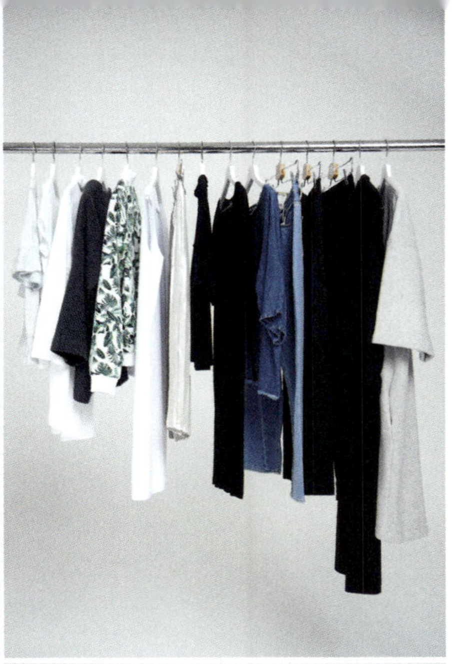

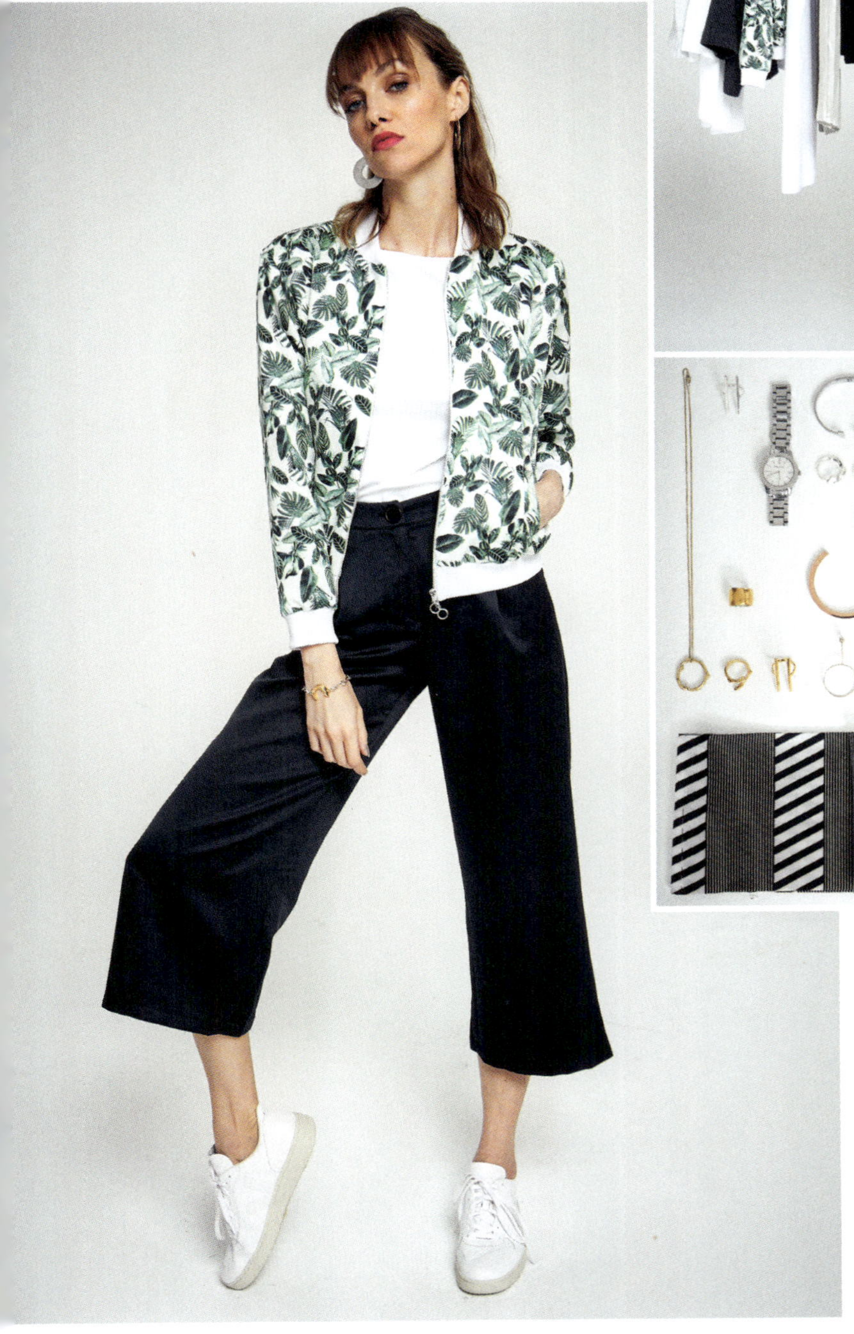

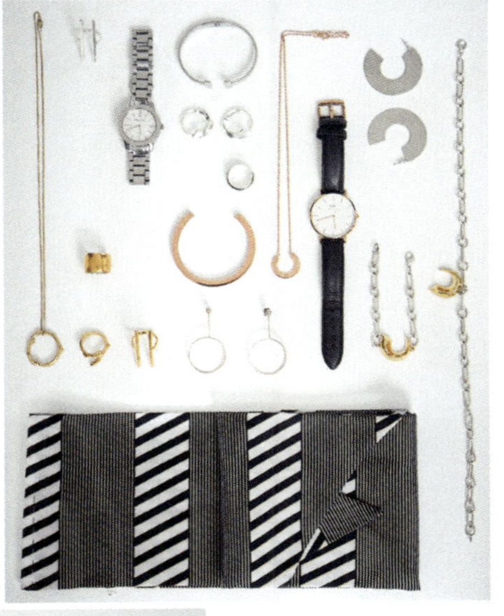

ACTIVE TYPE

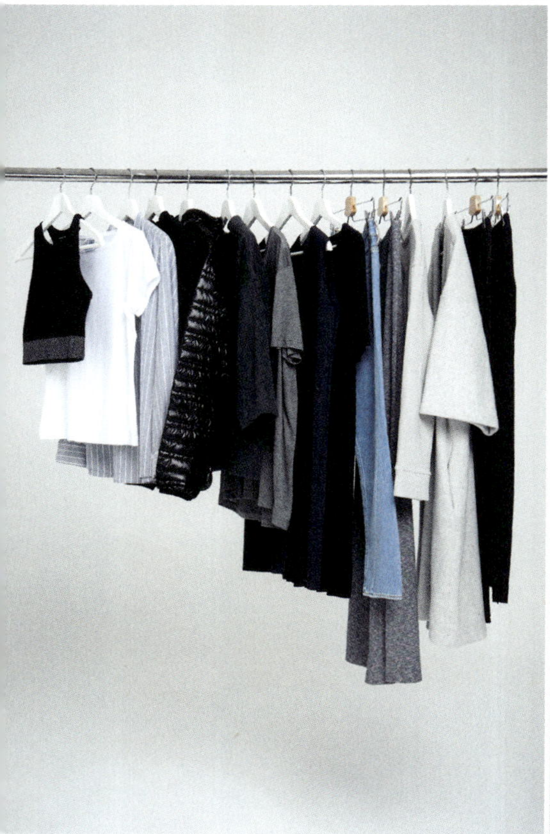

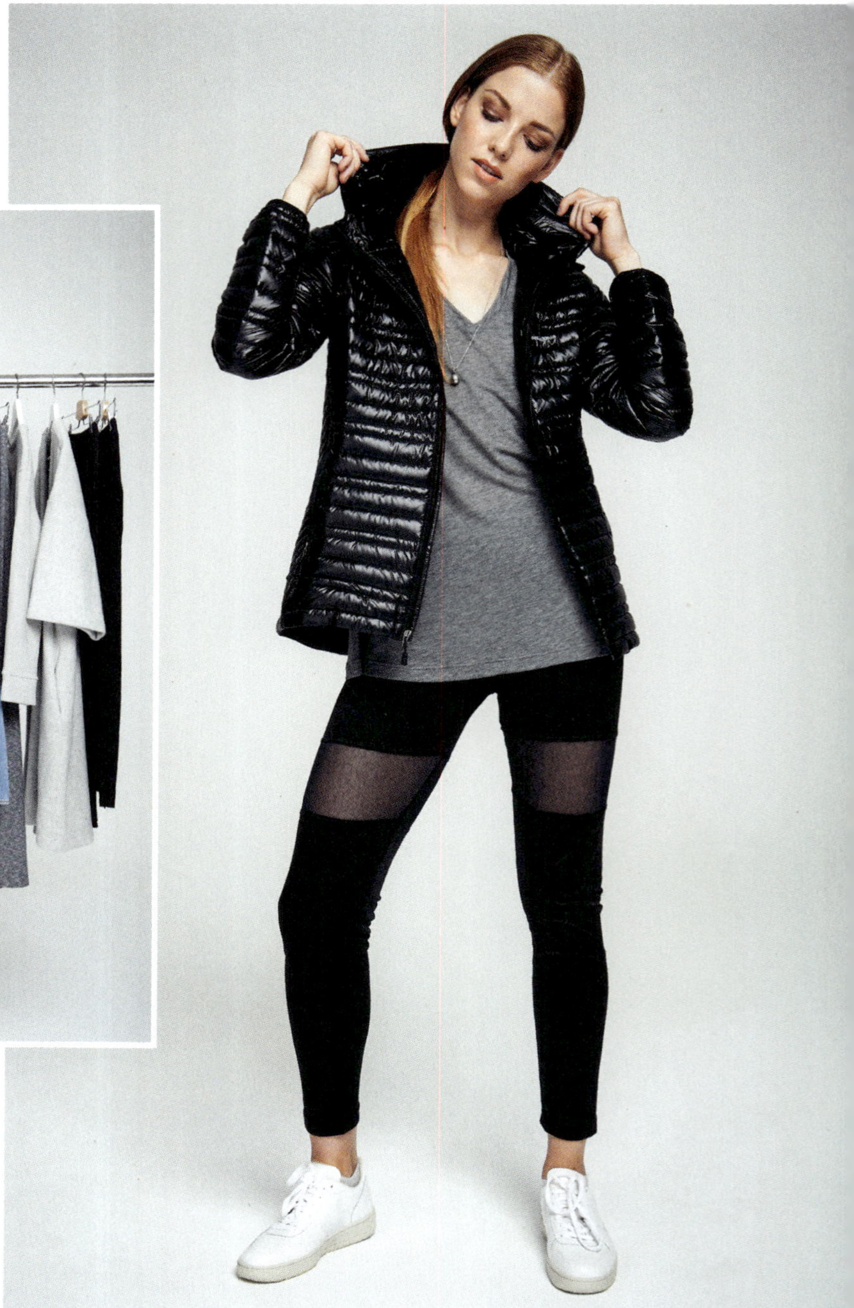

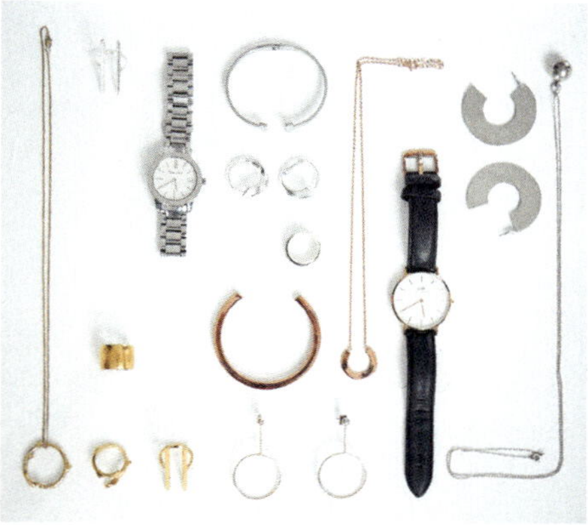

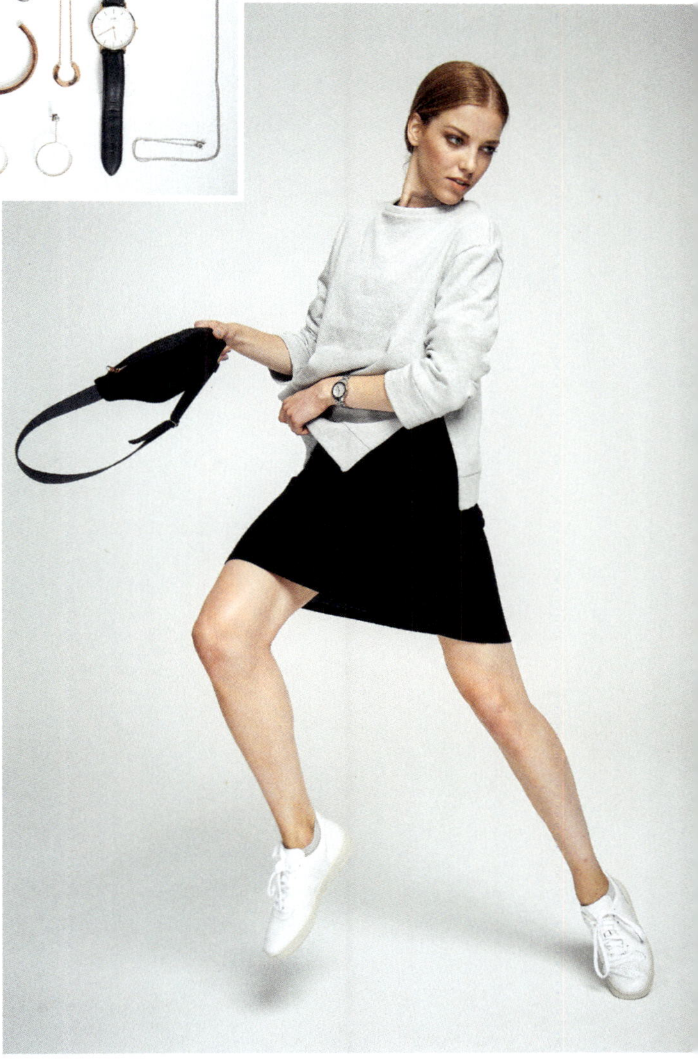

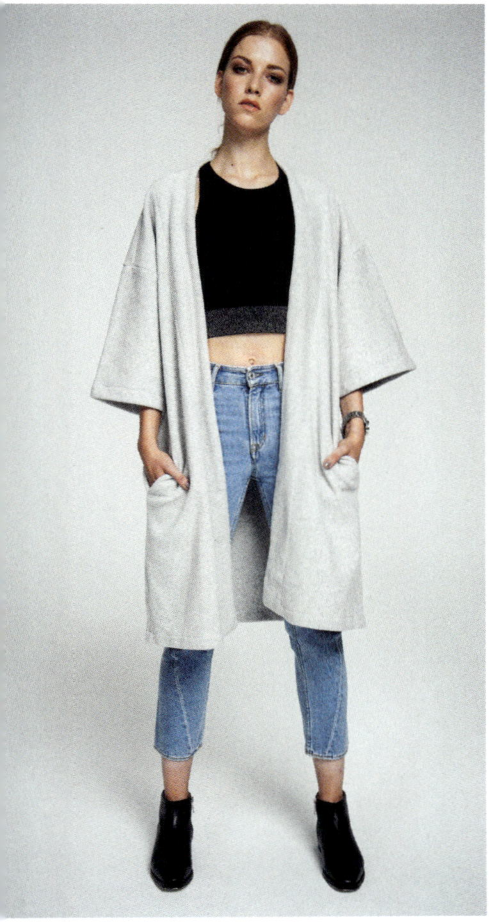

PERSÖNLICHER STIL

Auch wenn Sie den Test für die Modetypen gemacht haben, so ist Stil doch darüber hinaus etwas ganz Individuelles. Ein weiterer Schritt wäre demnach, Ihren ganz persönlichen Stil zu definieren. Vieles entscheiden wir aus dem Bauch heraus schon richtig, also passend. Zusätzlich finden Sie hier weitere wertvolle Tipps:

- Neue Trends sprechen nicht jeden an. Machen Sie nur das mit, was zu Ihnen passt und Ihnen uneingeschränkt gefällt.

- Ein guter Schnitt und dass das Kleidungsstück Ihnen perfekt passt, ist unerlässlich, also Pflicht. Alles Weitere ist die Kür.

- Für mehr Lässigkeit krempeln Sie die Ärmel auf oder schieben Sie sie hoch.

- Korrekt oder lässig, das lässt sich auch mit Knöpfen, Gürtel und Reißverschluss variieren: ob halb offen, komplett geschlossen, geknotet oder ganz anders – experimentieren sie und prüfen Sie die Wirkung vor dem Spiegel.

- Entscheiden Sie sich für einen Signature-Look, etwas, was immer mit Ihnen in Verbindung gebracht wird und woran man Sie erkennt, etwa immer Sneaker, auch zum Kleid, oder immer roter Lippenstift, auch beim Sport, oder immer enge Hose oder, oder ...

- Stylingexperimente machen Spaß und sind lehrreich. Wenn Sie einmal grandios danebengreifen, ist das kein Weltuntergang.

- Vergessen Sie Mythen wie »Querstreifen machen breit«. Fragen Sie sich lieber: Fühle ich mich in dem Kleidungsstück wohl? Nur dann tragen Sie es selbstbewusst.

- Männer, Mütter und Freundinnen mischen gerne mit. Aber weil Stil gerade etwas sehr Individuelles ist: Ruhig auch mal weghören!

- Es sollte Sie schlichtweg nicht interessieren, welche Größe in einem Kleidungsetikett steht. Wichtiger ist, dass das Teil richtig passt und nicht zu klein ist. Wir erleben häufig, dass gerade Frauen sich davon leiten lassen: »Aber ich trage doch immer Größe S!« Unsere Models tragen z. B. beim dunkelgrauen Fleecepulli Größe XL, weil er so um einiges lässiger wirkt. Also: Nicht ins Etikett schauen, sondern mit dem Auge einschätzen, ob man reinpasst.

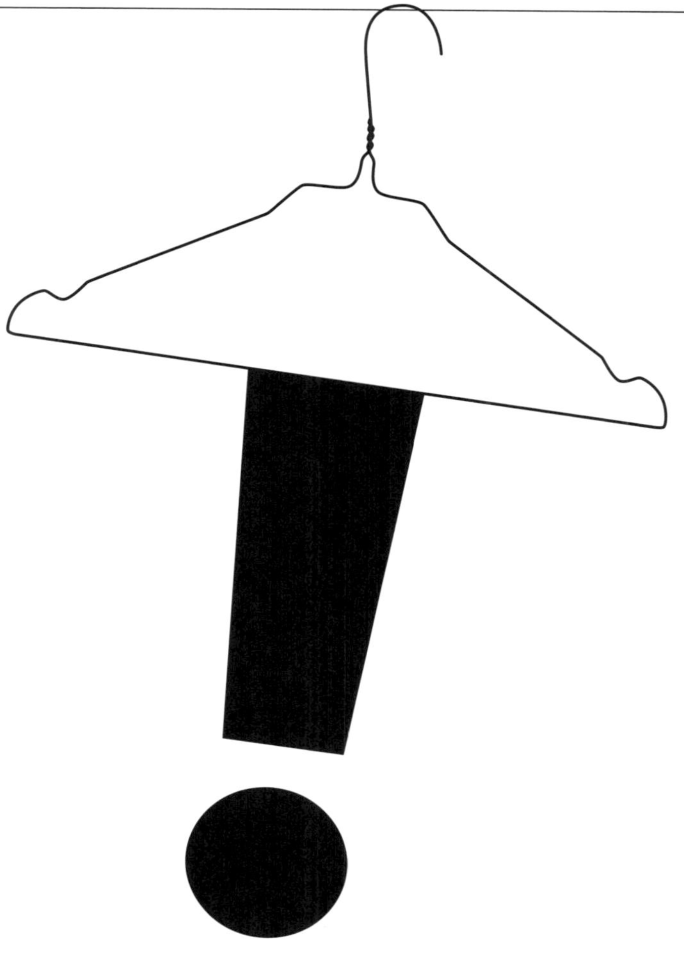

»STIL IST SICHERHEIT.«

WOLFGANG JOOP

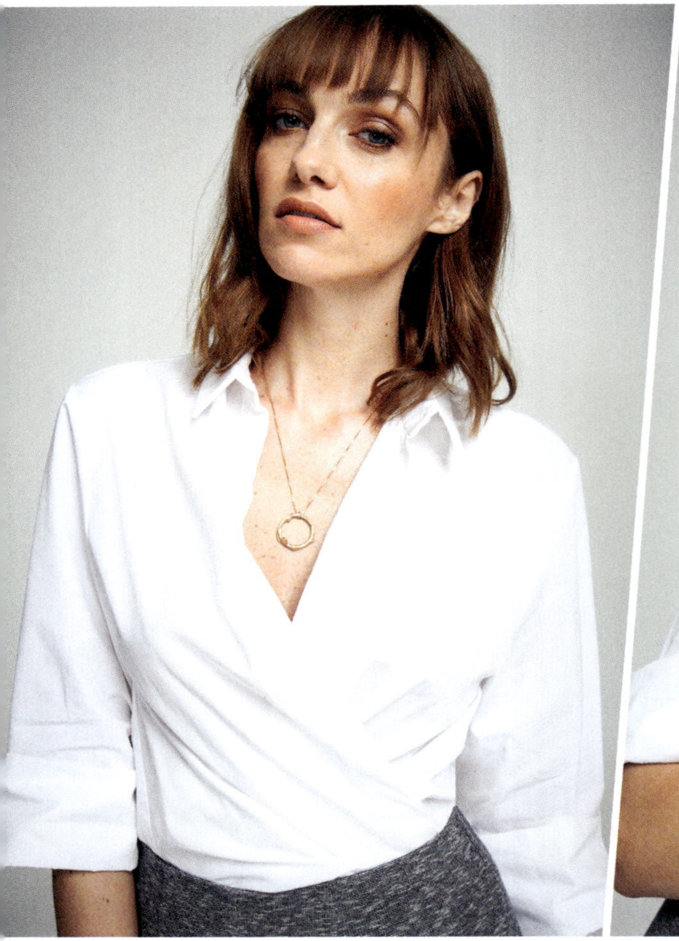
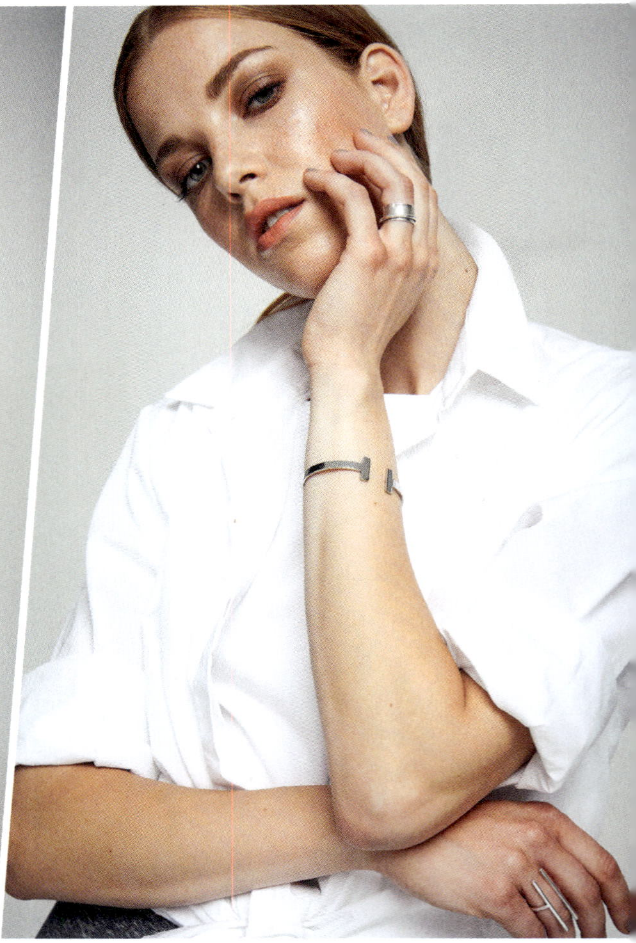

QUICK FIX

Der Kleiderschrank ist minimalisiert, die Capsule Wardrobe steht und die Teile können nach Lust und Laune getragen und kombiniert werden. Trotzdem steht einem manchmal der Sinn nach ein wenig Abwechslung. Mit den folgenden einfachen Kunstgriffen, bei uns Quick Fix genannt, geht das im Handumdrehen.

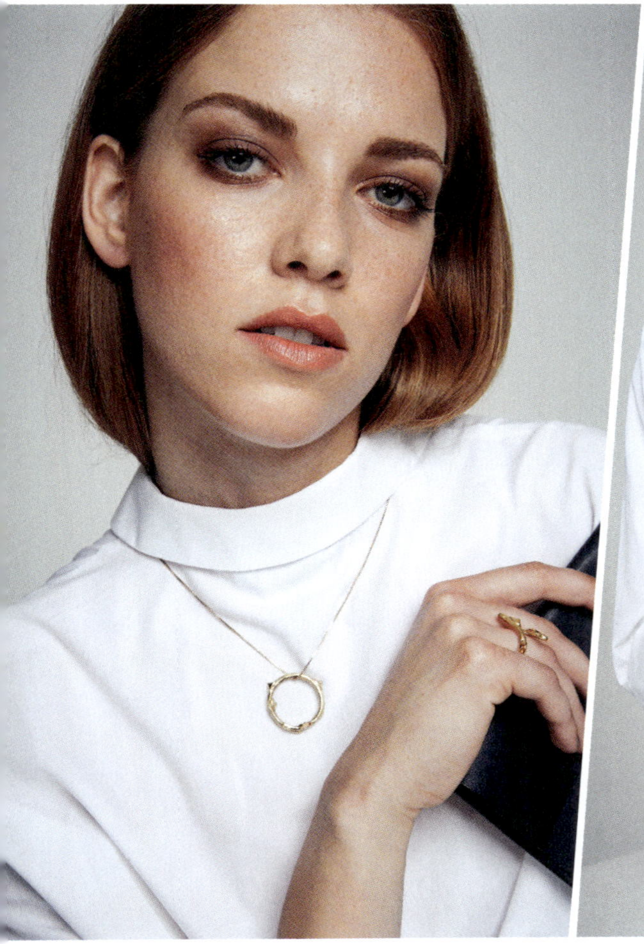

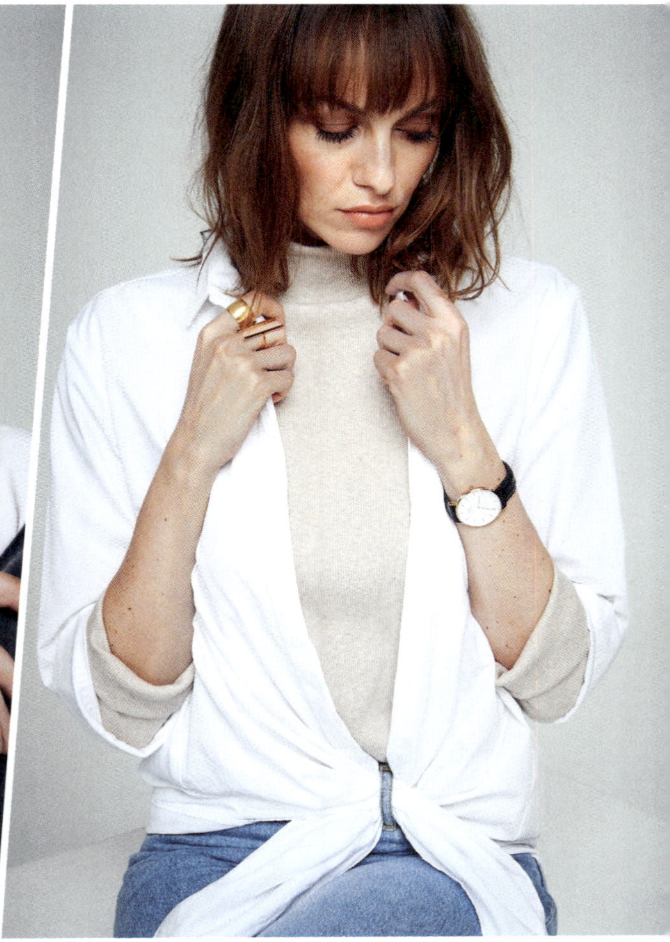

1. DIE VIELEN FACETTEN DER WEISSEN BLUSE

Die weiße Bluse ist fester Bestandteil der Grundgarderobe. Wie in unseren 42 Outfits zu sehen ist, kann man sie auf verschiedene Weise tragen. Sie funktioniert unter und über anderen Kleidungsstücken, kann gebunden und gewickelt oder sogar andersherum getragen werden. Falls Sie sich jetzt wundern: Ja, es geht um ein und dieselbe Bluse.

2. (HALS-)TUCHIDEEN

Ein Tuch kann an die verschiedensten Stellen gebunden werden und drückt so jedem Outfit seinen Stempel auf. Haben Sie auch schon mal daran gedacht, es an anderen Stellen als um den Hals zu tragen?

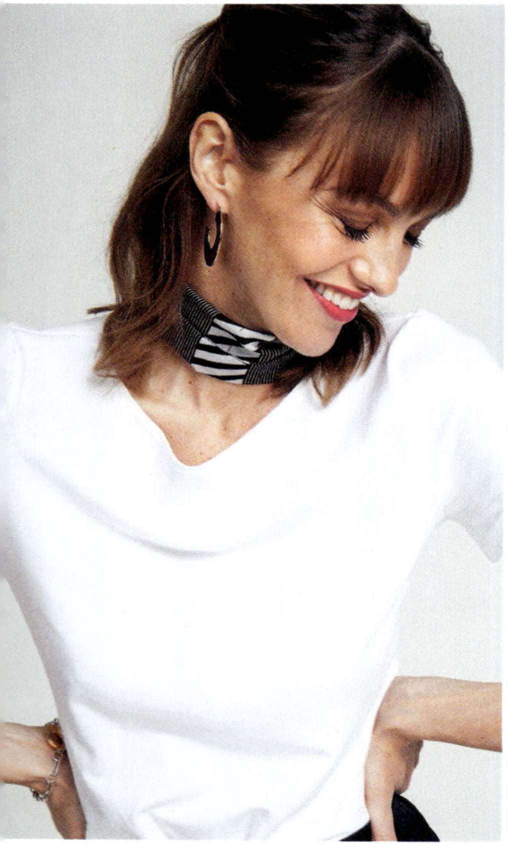

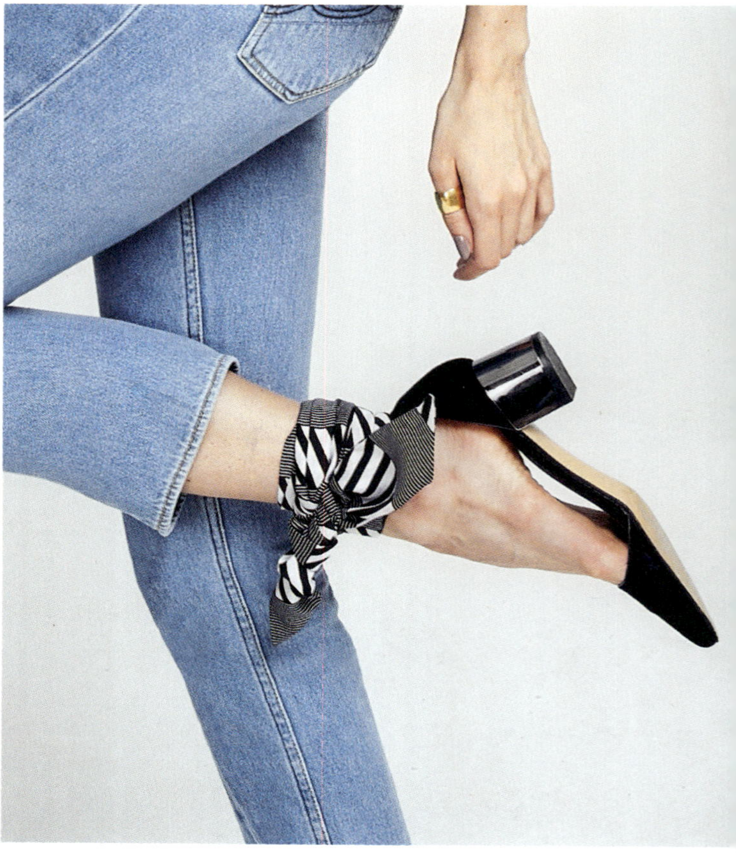

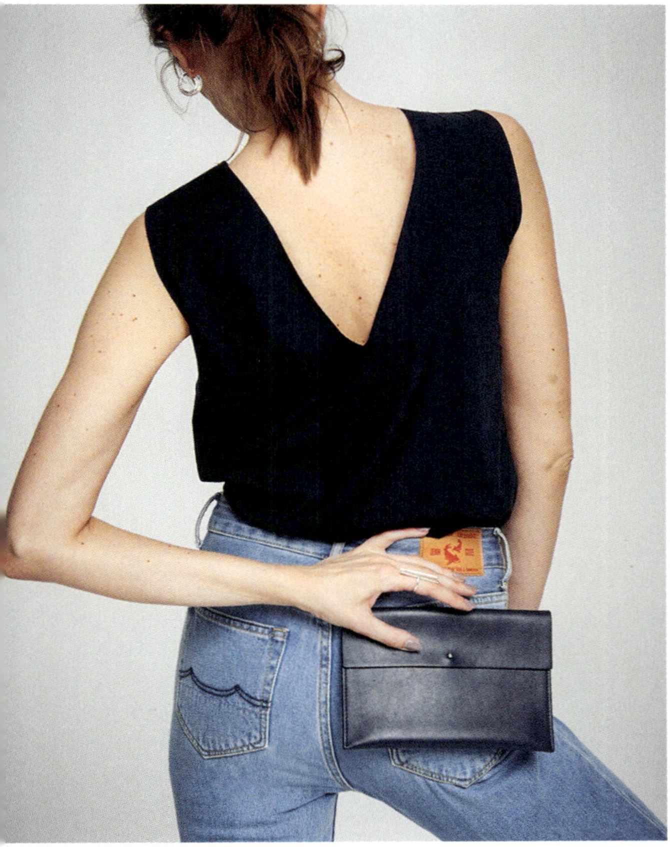

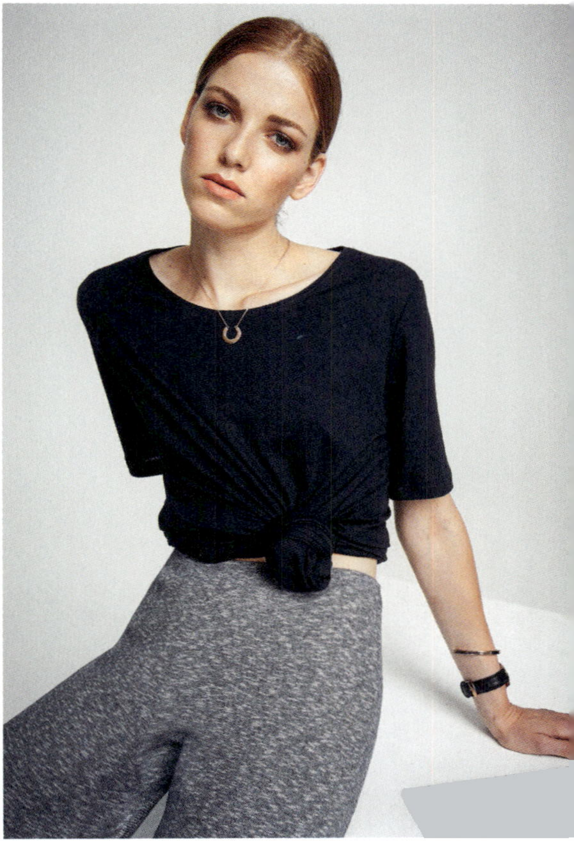

3. KLEIDERVARIATIONEN

Ein Tipp, der einmal aus der Not heraus entstand, als eine Fluggesellschaft unser Gepäck verbummelt hatte. Tragen Sie Kleider doch einmal als Oberteil. In weite Hosen wie die Boyfriend-Jeans kann man das Rockteil eines Kleides hineinstecken. Bei dünneren Materialien lassen sich Kleider auch gut knoten. Eine schöne Abwechslung!

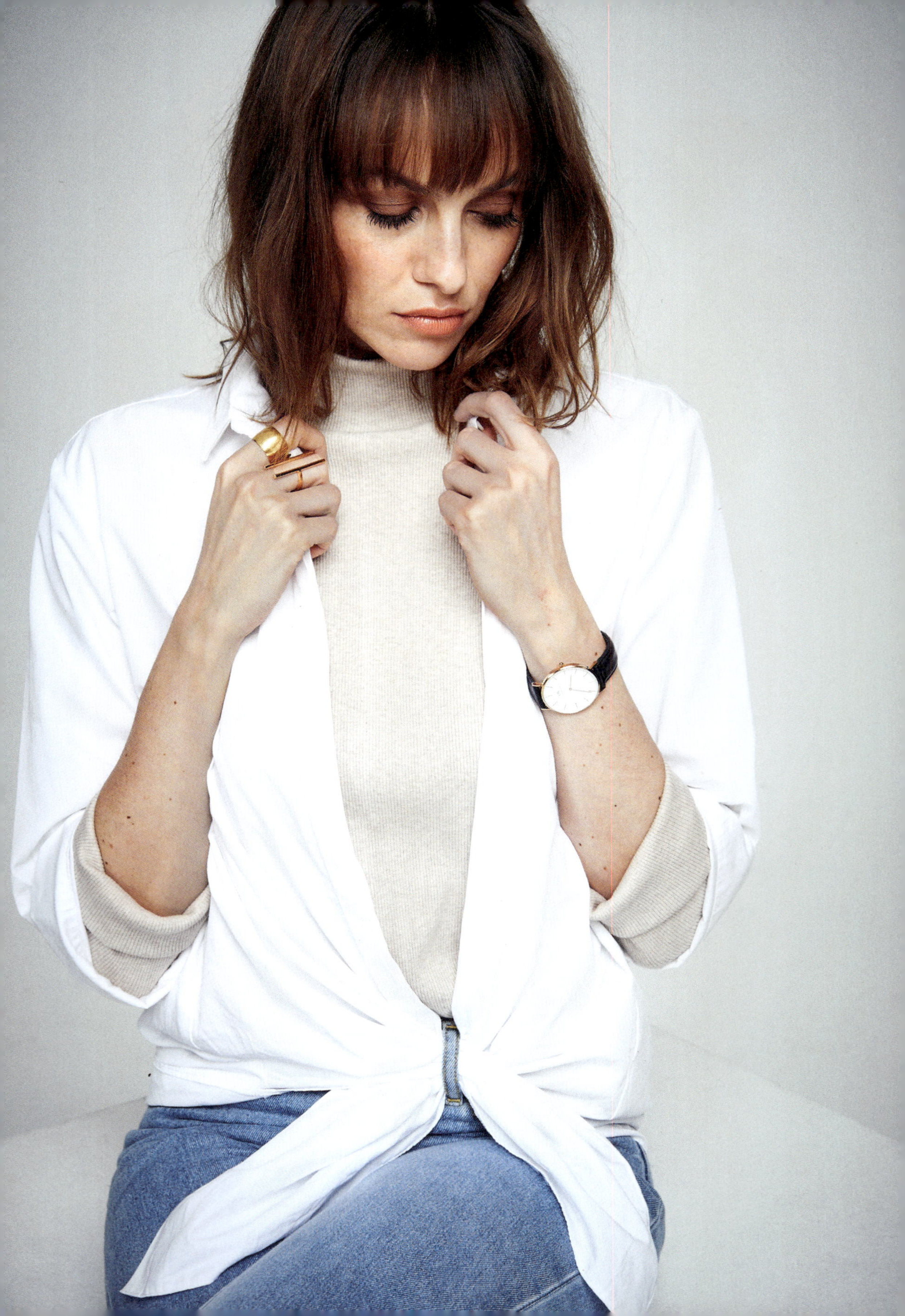

5 UMSTELLUNG

Sie wissen mittlerweile, was zu Ihnen passt und welche vorhandenen Lieblingsteile im Schrank bleiben dürfen. Eine Basis ist somit gelegt. Mit den aussortierten Sachen verabschieden wir uns zeitgleich auch von schlechter Qualität und billiger Fast Fashion. Erfahren Sie nun, was in der Capsule Wardrobe noch fehlt und worauf Sie bei den Ergänzungskäufen achten sollten.

FAIR UND ECO FASHION

MINIMALISMUS GEHT HAND IN HAND MIT SLOW FASHION, ALSO NACHHALTIGER UND FAIR PRODUZIERTER MODE. WER ECO FASHION ALSO NOCH IN DER MÜSLI- UND ÖKOSCHUBLADE STECKEN HAT, DARF SICH JETZT GETROST VON DEM GEDANKEN VERABSCHIEDEN.

Wir haben vor einigen Jahren nach Alternativen zur Fast Fashion für uns selbst gesucht. Das hat uns schließlich motiviert, ein eigenes Modelabel zu gründen mit – das war uns sehr wichtig – sowohl ästhetisch ansprechender wie auch nachhaltig produzierter Kleidung. Daraus ist JAN 'N JUNE entstanden. In den letzten drei Jahren seit der Gründung hat sich national und international viel getan, aber es ist immer noch nicht ganz einfach, schöne Läden mit fair gehandelter Mode zu finden. Online tummeln sich eine Menge, meist junge, ambitionierte Labels, und es gibt auch noch mehr und andere Möglichkeiten, als Neuware zu kaufen. Eine kurze Internetrecherche liefert meist schon stattliche Ergebnisse. Achten Sie auf jeden Fall auf nachhaltig produzierte Rohstoffe wie Biobaumwolle, Bioleinen, Lyocell oder recycelte Materialien und nach Möglichkeit auf eine faire Wertschöpfungskette, denn: Es gibt sie, die guten Alternativen!
Haben Sie sich auch schon gefragt, wieso es so viele verschiedene Siegel gibt und welchem Sie trauen können? Grundsätzlich ist die Situation bei Textilien komplexer als im Lebensmittelbereich, da es zum einen pflanzliche und tierische Naturfasern gibt und zum anderen Synthetikfasern. Da die Herstellungsverfahren grundverschieden sind, existiert leider kein Siegel, das beide Materialfamilien einheitlich zertifiziert.
Und es wird noch verwirrender: Zusätzlich gibt es nämlich auch noch Fasern auf Cellulose-Basis. Der Rohstoff wird hier aus Holz gewonnen und synthetisch weiterverarbeitet – sozusagen eine Mischung aus Natur- und Synthetikfaser.
Und wie sieht es mit der sozial-fairen Seite aus? Nur weil das Material nachhaltig produziert ist, müssen die Produktionsbedingungen nicht unbedingt besser sein. Da dies leider der Fall ist, werden für die faire Produktion eigene Siegel vergeben.

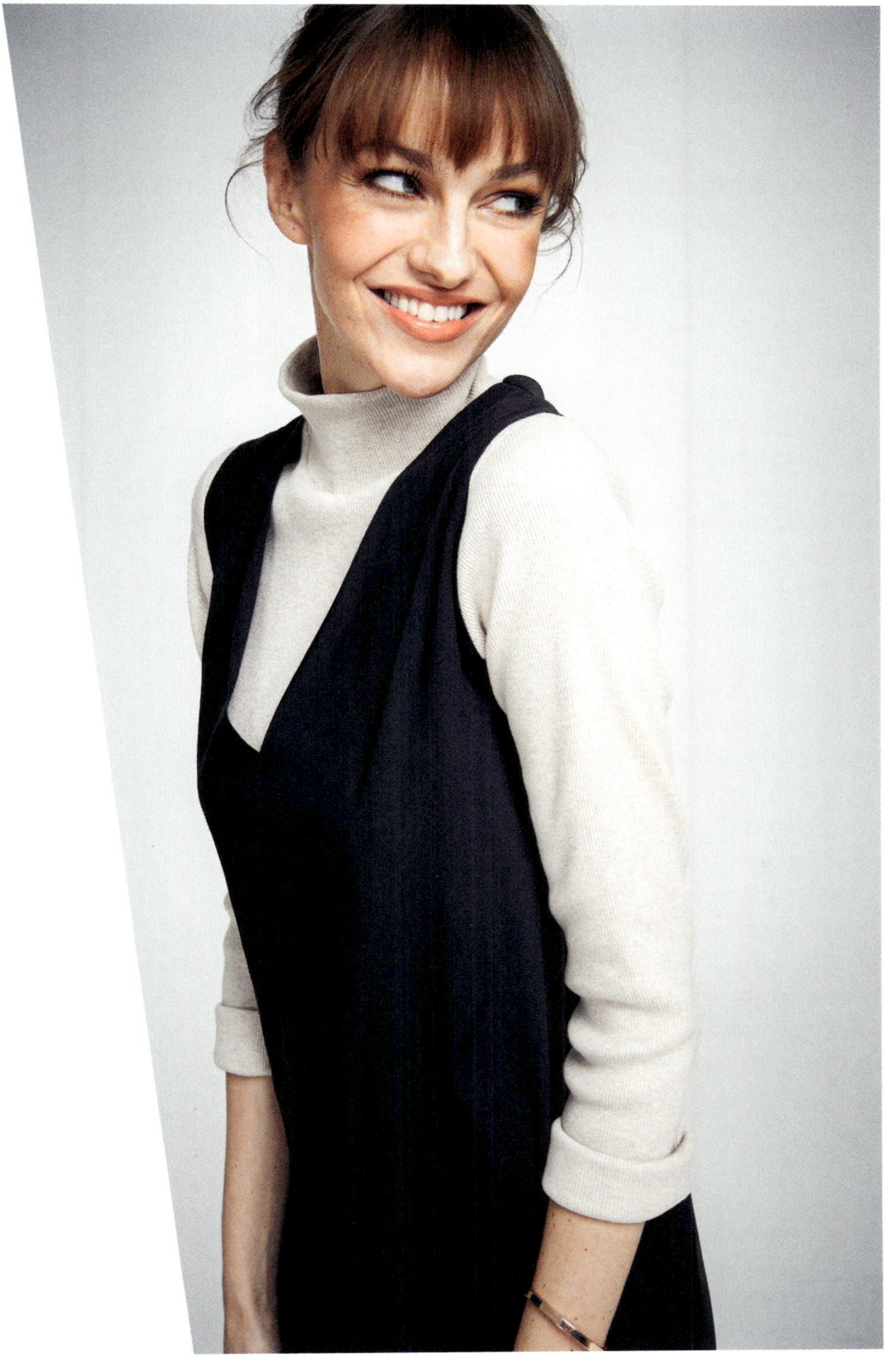

KLEINE SIEGELKUNDE

IM FOLGENDEN MÖCHTEN WIR IHNEN EINE KLEINE ÜBERSICHT ÜBER DIE WICHTIGSTEN SIEGEL UND ZERTIFIKATE IM BEREICH DER NACHHALTIGEN MODE GEBEN.

MATERIALSIEGEL

Diese Siegel beziehen sich auf die verwendeten Materialien und Rohstoffe.

GOTS (GLOBAL ORGANIC TEXTILE STANDARD):
Zertifiziert biologische Textilien (mit mindestens 70 % kontrolliert biologisch erzeugten Naturfasern) und die sozial-fairen Arbeitsbedingungen in der Wertschöpfungskette.

GRS (GLOBAL RECYCLE STANDARD):
Zertifiziert recycelte Materialien (mindestens 20 % recyceltes Material), kontrolliert den Ressourcenverbrauch und die sozialfairen Arbeitsbedingungen in der Wertschöpfungskette.

IVN NATURLEDER (INTERNATIONALER VERBAND DER NATURTEXTILWIRTSCHAFT):
Zertifiziert den gesamten Herstellungsprozess hinsichtlich Umwelt- und Sozialstandards. Die Chromgerbung etwa ist ausgeschlossen.

OEKO-TEX®-ZERTIFIKAT:
Garantiert, dass im Endprodukt die Grenzwerte für Schadstoffe unterschritten sind.

SOZIALSIEGEL

Diese Siegel sagen nichts über die Materialien oder Rohstoffe aus, sondern beziehen sich allein auf die Sozialstandards im Herstellungsprozess.

FAIR WEAR FOUNDATION (FWF):
Zertifiziert nach acht Kategorien die sozialfairen Arbeitsbedingungen in der Textilherstellung hinsichtlich Arbeitszeit, Arbeitsplatz, Löhne usw.

FAIRTRADE:
Das Fairtrade-Siegel kennzeichnet Waren (also nicht nur Textilien), die aus fairem Handel stammen und bei deren Herstellung bestimmte soziale, ökologische und ökonomische Kriterien eingehalten wurden.

»THERE'S NO BEAUTY IN THE FINEST CLOTHES IF IT MAKES HUNGER AND UNHAPPINESS.«

MAHATMA GANDHI

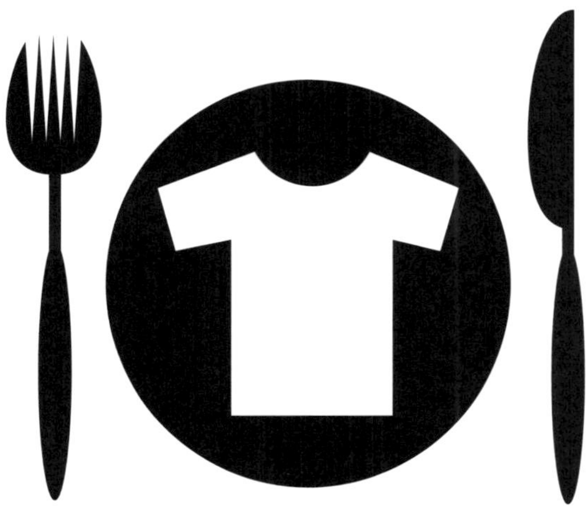

SECONDHAND UND VINTAGE

Secondhandläden und Vintage-Shops sowie Flohmärkte haben alle ihr Für und Wider. Flohmarkt ist nicht gleich Flohmarkt. Es gibt große Unterschiede hinsichtlich Angebot und Klientel. Wenn Sie noch keinen Lieblingsmarkt haben, testen Sie zunächst einen Flohmarkt in einem Stadtteil, den Sie mögen. Oder suchen Sie gezielt nach Mädelsflohmärkten, die meist über die sozialen Medien organisiert und angekündigt werden.

Der Vorteil von Flohmarkt oder Secondhandladen oder Charity-Store gegenüber dem Onlinekauf ist der persönliche Kontakt zum Verkäufer, das kann sehr anregend sein. Und man kann die Kleidung an Ort und Stelle anprobieren.

Wer nicht gern stöbert oder vor Kleidermassen in vollen Stores eher zurückschreckt, der findet sicher etwas in kuratierten Shops. Hier wird die Secondhandware bereits nach Stil, Epoche und häufig auch Qualität ausgewählt. Das soll dem Käufer die Entscheidung erleichtern, der sich angesichts eines zu großen Angebot oft überfordert fühlt und am Ende gar nichts kauft.

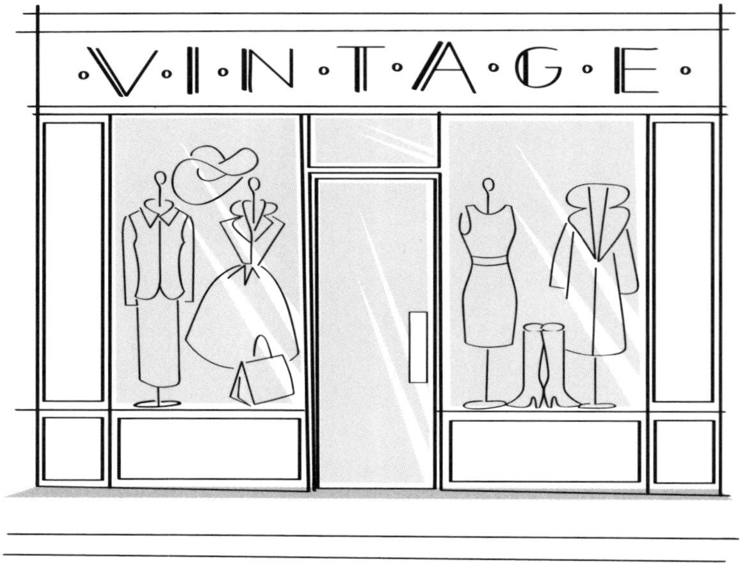

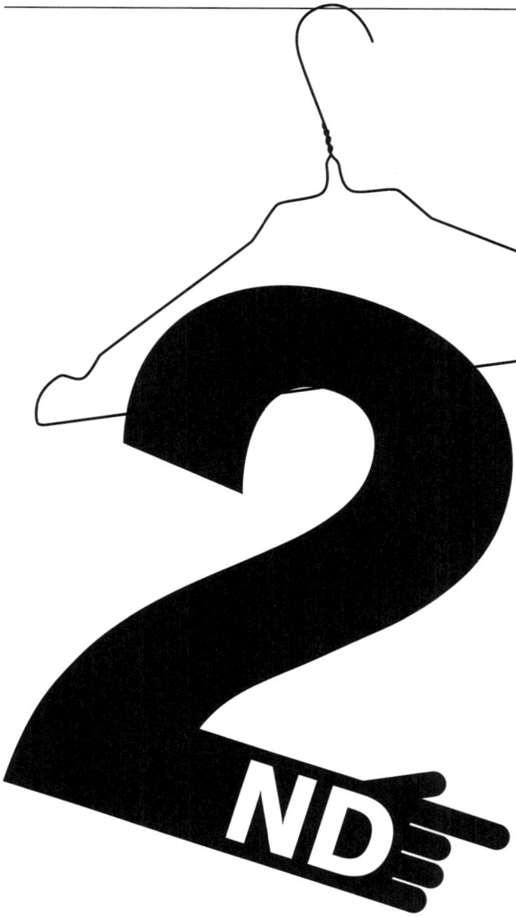

TIPP

Flohmärkte und City-Trip

Sie planen einen Wochenendausflug in eine Stadt? Recherchieren Sie vorher gezielt, ob es dort Flohmärkte gibt, die gemeinhin empfohlen werden. Neben einzigartigen Fundstücken gibt es auch kaum einen Ort, an dem Sie den Vibe einer Stadt besser spüren können. London hat es vorgemacht und mittlerweile haben fast alle Großstädte Ähnliches zu bieten.

NEUE FEHLKÄUFE VERMEIDEN

UNS ALLEN PASSIERT DAS, UND SIE HABEN SICHERLICH IM VERLAUF DER ERSTEN KAPITEL DIESES BUCHS EBENFALLS DEN EINEN ODER ANDEREN FEHLKAUF ALS SOLCHEN ENTLARVT UND AUS IHREM KLEIDERSCHRANK VERBANNT. ES GIBT HALT IMMER WIEDER TEILE, DIE IM GESCHÄFT, PROFESSIONELL PRÄSENTIERT, SO TOLL AUSSEHEN, DASS MAN SIE EINFACH HABEN WILL.

Wenn es mal was Neues sein soll, ist die Wahrscheinlichkeit groß, wieder Teile zu kaufen, die als Schrankleichen enden. Und obwohl wir uns freuen, wenn dieses Buch immer wieder zu Rate gezogen wird, möchten wir das natürlich vermeiden.

Manchmal signalisiert ein Kleidungsstück oder dessen Präsentation oder das Model, das es trägt, dass es eine andere Person aus uns machen könnte, dass wir damit in eine andere Rolle schlüpfen könnten. Wenn wir nach dem Kauf feststellen, dass dem nicht so ist, stellt sich Enttäuschung ein. Die kann man sich noch eine Weile schönreden, aber wenn das Teil nie angezogen wird, kann man es genauso gut aussortieren.

Bewusster Konsum ist ein Wort mit fadem Beigeschmack. Muss er aber gar nicht sein! Denken Sie auch daran, wie viel Geld Sie sparen und wie befreiend es ist, nur das zu besitzen, was man tatsächlich braucht und nutzt. Wir haben eine Checkliste zusammengestellt, die Ihnen die Kaufentscheidung erleichtern soll, wenn Sie schon im Laden stehen oder der Zeigefinger bereit zum Bestellklick ist.

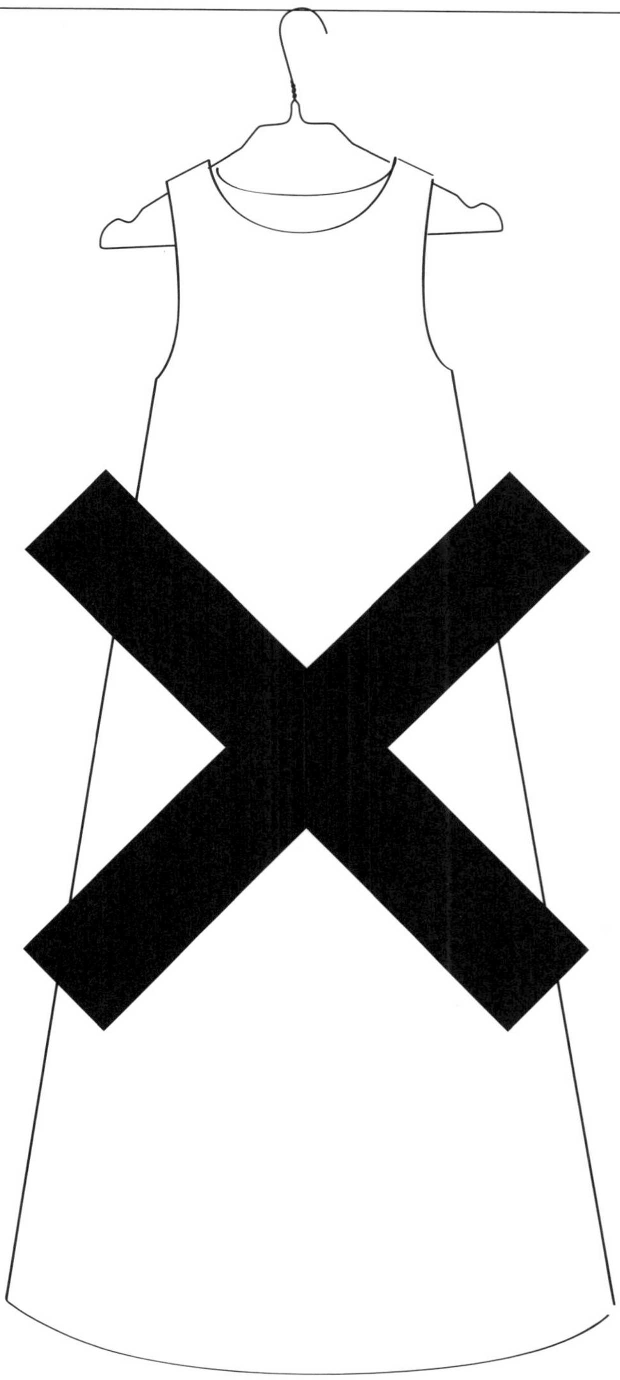

► **Hinterfragen Sie Ihren Konsum grundsätzlich:**

1) Brauche ich das Kleidungsstück wirklich?
2) Habe ich vielleicht schon so etwas Ähnliches? Falls ja, soll das vorhandene Teil weg?
3) Bin ich in Kauflaune, weil ich mich heute sehr geärgert oder gefreut habe?
4) Falls im Urlaub: Kann ich es auch zu Hause tragen?
5) Bei reduzierter Ware: Wäre ich auch bereit gewesen, den ursprünglichen Preis zu zahlen? Kaufen Sie nichts, nur weil es im Angebot ist.

► **Überzeugt das Kleidungsstück mich völlig? Unsere persönliche, unspektakuläre Lieblingsfrage, die uns schon so manches Mal die Augen geöffnet hat:**

1) Möchte ich das Teil am liebsten gleich anlassen und so aus dem Laden spazieren?
2) Falls es ein Anlass-Look ist – würde ich es z. B. zum Event heute Abend tragen?
3) Gibt es den Anlass schon, für den ich es kaufe? Liegt eine Einladung/Planung vor?
4) Passt das Kleidungsstück zu mindestens drei weiteren Teilen aus meinem Bestand?
5) Fühle ich mich in dem Kleidungsstück rundum wohl?
6) Sitzt es perfekt und kneift/drückt/ziept nirgends oder ist zu groß?
7) Schmeichelt es meiner Figur?
8) Habe ich passende Schuhe dazu?

► **Hinterfragen Sie die Nachhaltigkeit:**

1) Ist das Kleidungsstück von guter Qualität?
2) Kann ich den Kauf aus ethischen Gründen vertreten?
3) Möchte ich das Produktionsunternehmen oder das Geschäft mit meinem Kauf unterstützen?
4) Mag ich das Material des Kleidungsstückes? Passt es zu mir und meinem Lifestyle?
5) Wie nachhaltig und umweltfreundlich ist das Material selbst?
6) Gibt es eventuell eine nachhaltige Alternative zu diesem Kleidungsstück? Oder finde ich Vergleichbares vielleicht auch secondhand?

Natürlich ist es so, dass gar nichts kaufen am nachhaltigsten für unsere Umwelt wäre. Da Mode aber auch Spaß machen und dies keine Anleitung zum Verzicht sein soll, möchten wir Sie lediglich dazu ermutigen, Ihre Kaufentscheidung zu hinterfragen und nach möglichen (nachhaltigeren) Alternativen Ausschau zu halten.
Wenn Sie sich mit Eco Fashion und fair produzierter Mode noch nicht intensiv beschäftigt haben, Sie aber nun neugierig geworden sind, was ressourcenschonende Materialien sind und woran Sie langlebige Qualität erkennen können, dann blättern Sie einfach weiter.

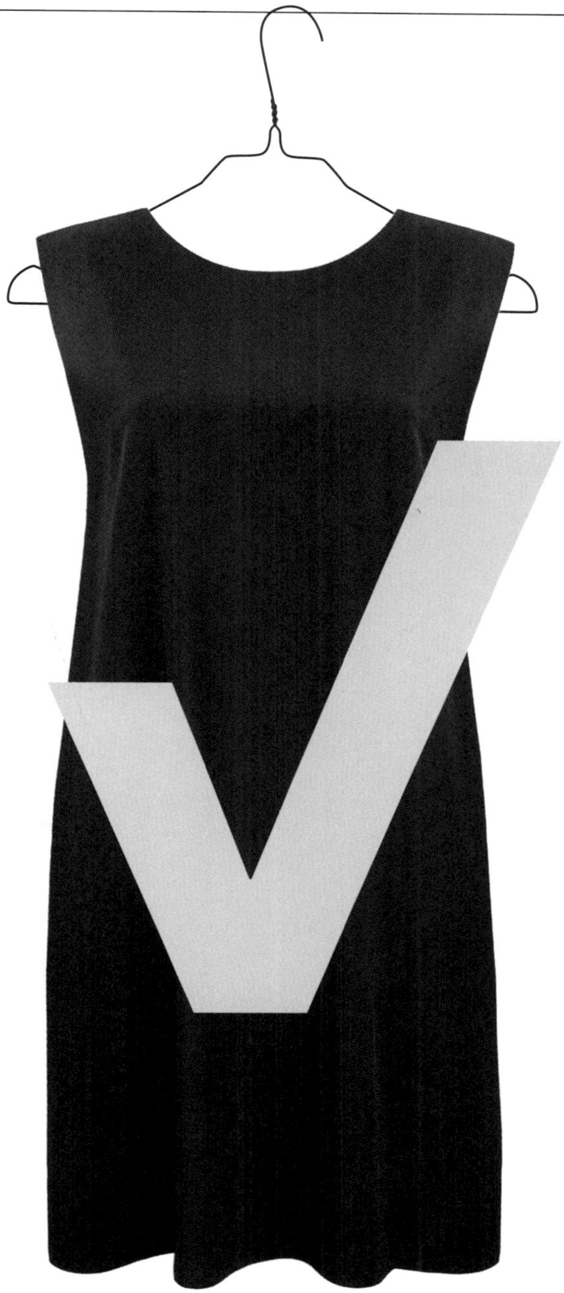

QUALITÄT UND MATERIALIEN

HOHE QUALITÄT VON STOFF UND VERARBEITUNG IST NICHT GANZ EINFACH UND NICHT AUF DEN ERSTEN BLICK ZU ERKENNEN. MARKENNAMEN UND HÖHERE PREISE ALLEINE ZEUGEN LEIDER NICHT VON BESSERER QUALITÄT ALS DIE FÜR MINDERE QUALITÄT BEKANNTEN MODEKETTEN. ZU HÄUFIG WIRD DIE WARE DOCH IN DEN GLEICHEN PRODUKTIONSSTÄTTEN GEFERTIGT.

Da die Qualität eines Materials, etwa Biobaumwolle, durchaus große Unterschiede hinsichtlich Dichte, Webart und Waschverhalten aufweisen kann, können wir auch als gut informierte Konsumenten den Kauf von schlechter Qualität nicht in jedem Fall verhindern. Trotzdem wollen wir ein paar allgemeine Tipps und Erklärungen geben.

• Grundsätzlich hilft ein Blick auf den **PREIS**: Ein Shirt für 5 Euro kann und wird nicht das langlebige qualitativ hochwertige Shirt sein, in das Sie investieren möchten.

• **VERARBEITUNG**: Achten Sie schon im Laden auf die Verarbeitung und Sauberkeit der Nähte und Säume. Stehen überall Fäden ab oder sind die Säume unsauber verarbeitet, wurde nicht sorgfältig zugeschnitten und genäht und die Wahrscheinlichkeit ist groß, dass die Naht nicht lange halten wird oder sich verzieht.

• **MATERIALZUSAMMENSETZUNG**:

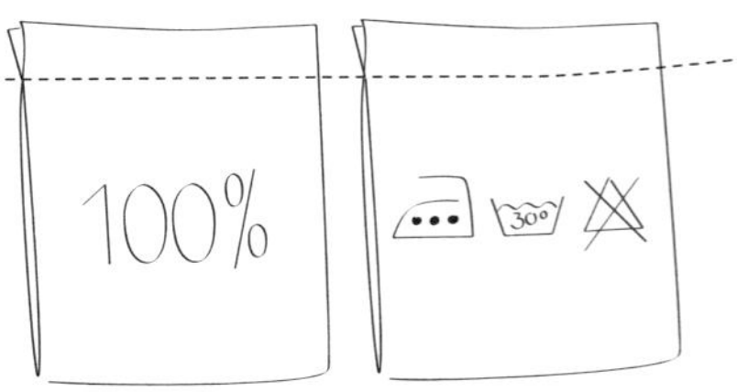

Über die Materialzusammensetzung des Kleidungsstückes können Sie schon einiges über seine Tragbarkeit erfahren. Die Langlebigkeit und Qualität des Materials ist schwieriger zu erkennen. Grundsätzlich kann die Gleichmäßigkeit von Garn und Webart einigen Aufschluss geben. Wie angenehm zu tragen ein Stoff ist, muss jedoch die Erfahrung zeigen.

• **SPIRALITÄT** (So heißt es, wenn sich die Seitennähte nach dem Waschen verdrehen): Häufig ist dies beim Kauf noch nicht zu erkennen, manchmal deutet sich das aber schon an. Viele Stoffe werden auf einer Rundstrickmaschine gefertigt und beim Zuschnitt fälschlich »gerade« gezogen (häufig um Verschnitt zu sparen). Dieser Verzug kommt nach dem Waschen zum Vorschein, wenn der Stoff sich wieder in seine alte Form zurückzieht. Bei sehr dünnen Jerseystoffen ist diese Dehnung kaum zu verhindern, und schon eine minimale Verschiebung kann die Spiralität später erzeugen.

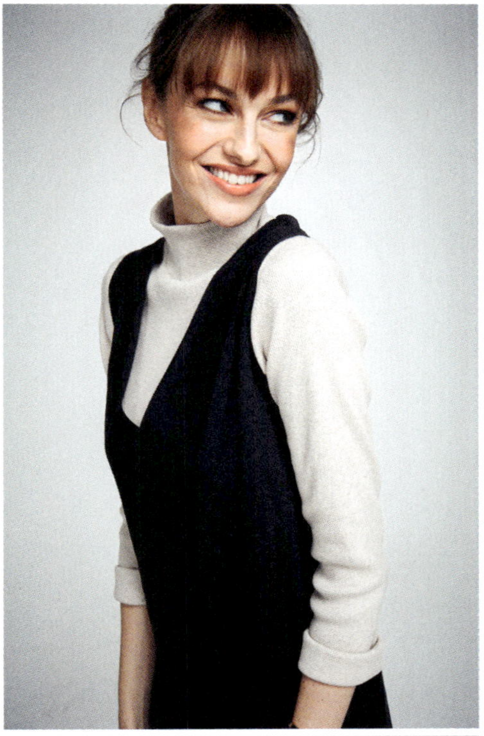
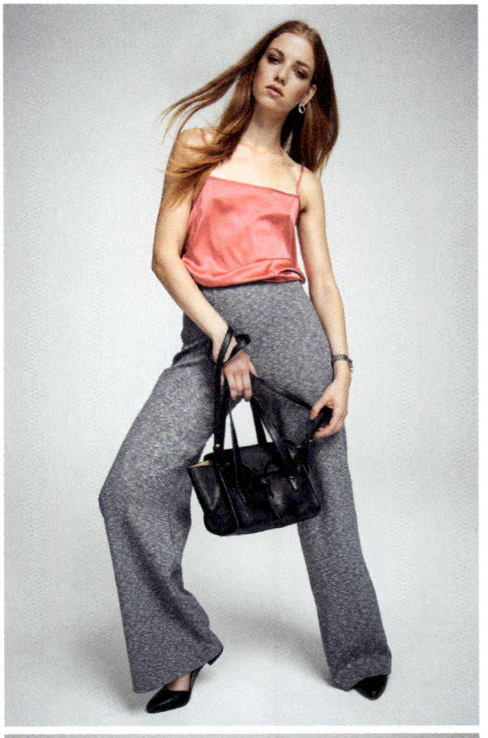
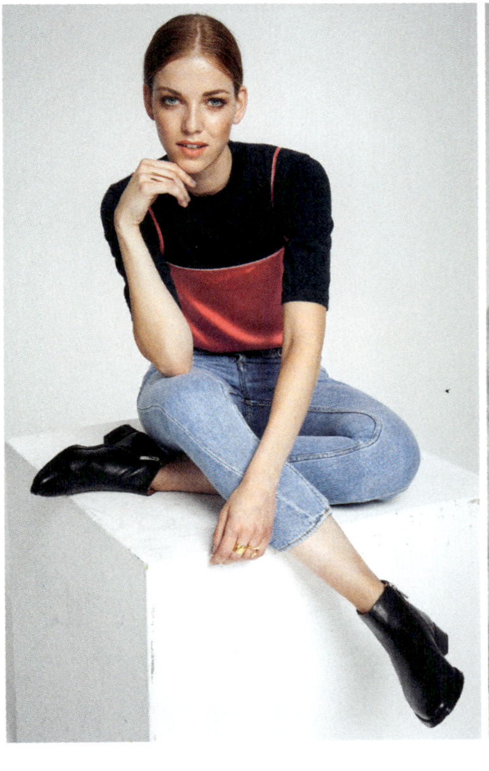
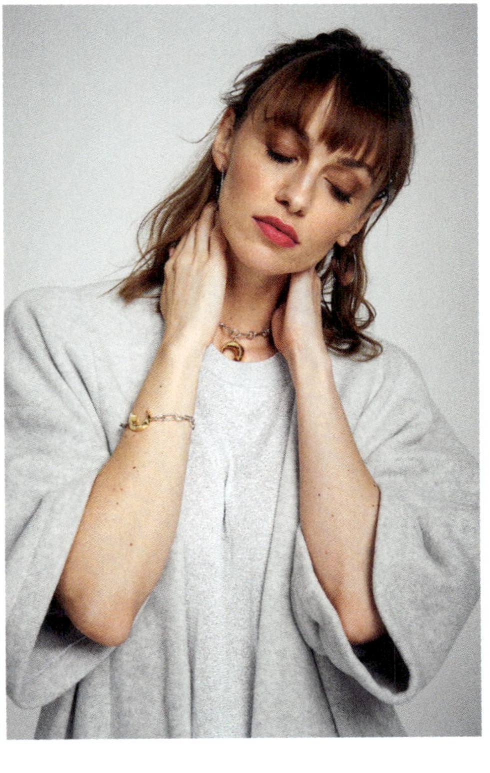

KLEINE MATERIALKUNDE

(BIO-)BAUMWOLLE

Baumwolle ist eine Naturfaser mit sehr angenehmen Trageeigenschaften. Sie kann sehr viel Feuchtigkeit aufnehmen, ist atmungsaktiv und weich auf der Haut. Leider ist sie im Anbau sehr anspruchsvoll, denn der Baumwollstrauch braucht viel Wasser und Anbaufläche. Er ist außerdem von einer Vielzahl von Schädlingen bedroht, was den Einsatz von Pestiziden erforderlich macht. Heutzutage wird meist genetisch verändertes Baumwollsaatgut eingesetzt, welches auf Dauer den Boden unfruchtbar und die Bauern von den Saatgutherstellern abhängig macht, da die Gen-Baumwolle kein eigenes fruchtbares Saatgut produziert. Die Langzeitfolgen von gentechnisch verändertem Saatgut hinsichtlich Resistenzen sind noch nicht absehbar.
Der Bioanbau setzt auf die Einhaltung der Fruchtfolge und die gemeinsame Pflanzung etwa mit Sonnenblumen, die die Schädlinge von den Baumwollpflanzen ablenken. Durch eine dickere Humusschicht ist der Wasserverbrauch reduziert und es werden ausschließlich natürliche Dünger und Pestizide eingesetzt. Das von der Pflanze produzierte Saatgut kann von den Bauern verwendet werden, muss also nicht jährlich zugekauft werden, und der Boden wird nicht unnötig ausgelaugt.

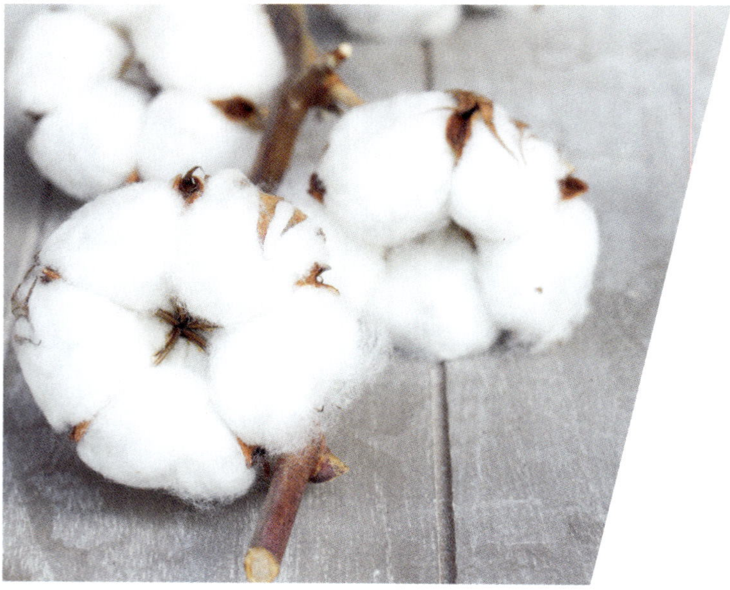

DIE CELLULOSEFASERN VISKOSE, MODAL UND LYOCELL

Cellulosefasern weisen sehr angenehme Trageeigenschaften auf. Sie sind hautfreundlich, häufig mit glatter, fast seidiger Oberfläche und Lyocell (CLY, TENCEL) ist sogar antibakteriell und temperaturausgleichend. Cellulosefasern sind künstlich hergestellte Fasern auf natürlicher Rohstoffbasis, meist Holz. Bei der Herstellung von Viskose fallen Schwefelwasserstoff und Schwefelkohlenstoff an, die beide sehr giftig sind. Häufig werden sie nicht ordnungsgemäß entsorgt, sondern gelangen ungereinigt ins Abwasser und so ins Grundwasser. Die Herstellungsverfahren von Modal und Lyocell sind deutlich umweltfreundlicher. Für Lyocell wird mit biologisch abbaubarem Lösungsmitteln gearbeitet, die in einem geschlossenen Kreislauf wiederverwendbar sind.

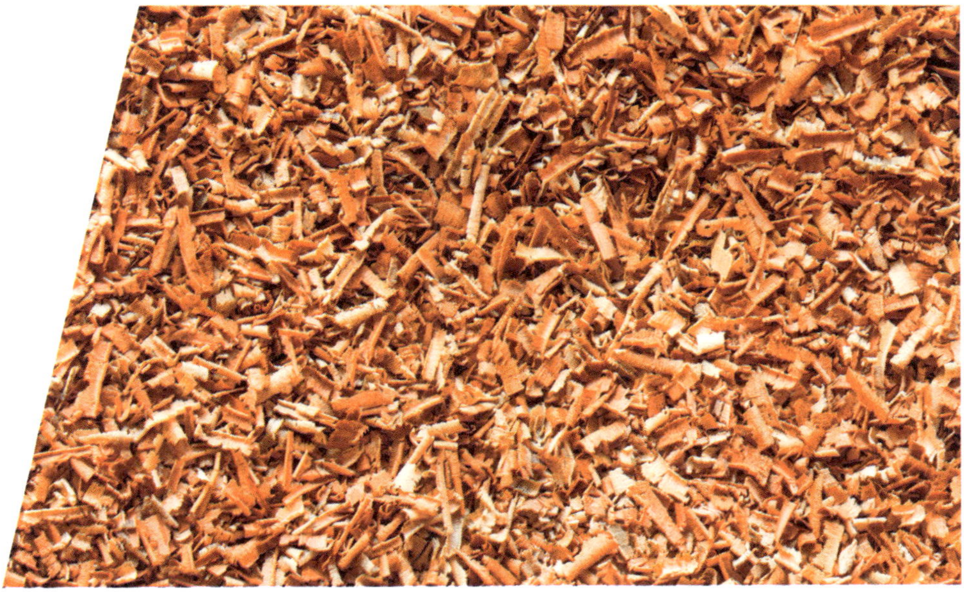

(RECYCELTE) SYNTHETISCHE MATERIALIEN

Die bekanntesten Synthetikfasern sind Polyester, Polyamid, Elastan und Acryl. Ihre Trageeigenschaften sind sehr unterschiedlich, obwohl sie alle aus dem gleichen Rohstoff, Erdöl, bestehen. Die meistbenutzte und bekannteste Faser ist Polyester, welche aus dem gleichen Rohstoff wie PET-Flaschen besteht. Bei der Herstellung können der Faser unterschiedliche Strukturen und damit Eigenschaften gegeben werden. Die Eigenschaften der Gewebe variieren von kühlend bis wärmend oder atmungsaktiv bis wasserabweisend. Der für den Textilmarkt verwendete Erdölanteil liegt unter 1% und ist somit noch ausbaubar. Am Ende seines Lebenszyklus wird ein Kleidungsstücks allerdings zu Plastikmüll, daher sind recycelte Synthetikfasern eine gute Alternative. Diese Option wird vermehrt ausgebaut und hat den Vorteil, das nahezu verlustfrei recycelt werden kann. Allerdings ist recyceltes Material nach wie vor seltener und sogar teurer als neues. Beim Waschen können sich kleinste Faserteile ins Waschwasser und so letztendlich als Mikroplastik im Meer landen. Wir raten Ihnen daher zur Anschaffung eines speziellen Waschbeutels.

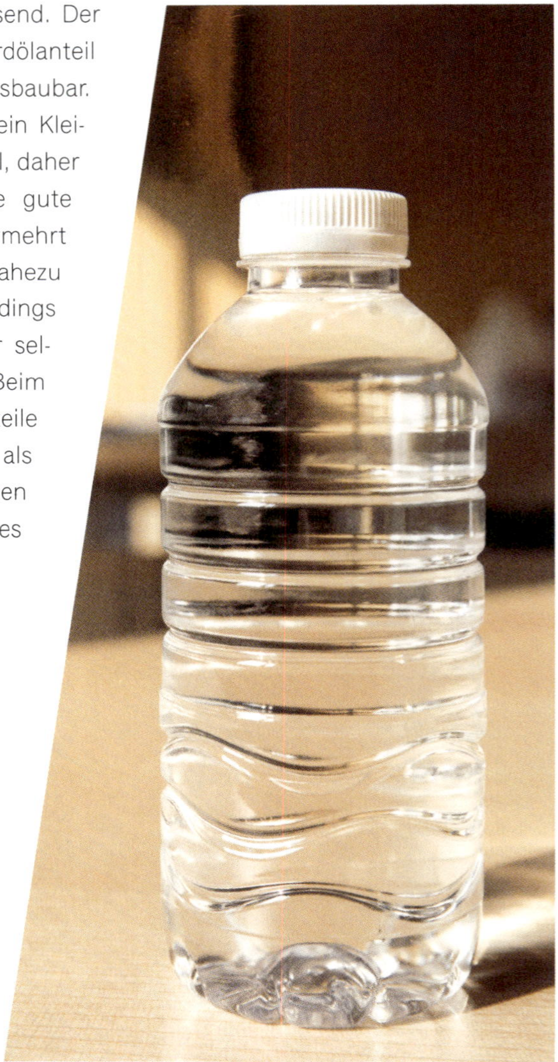

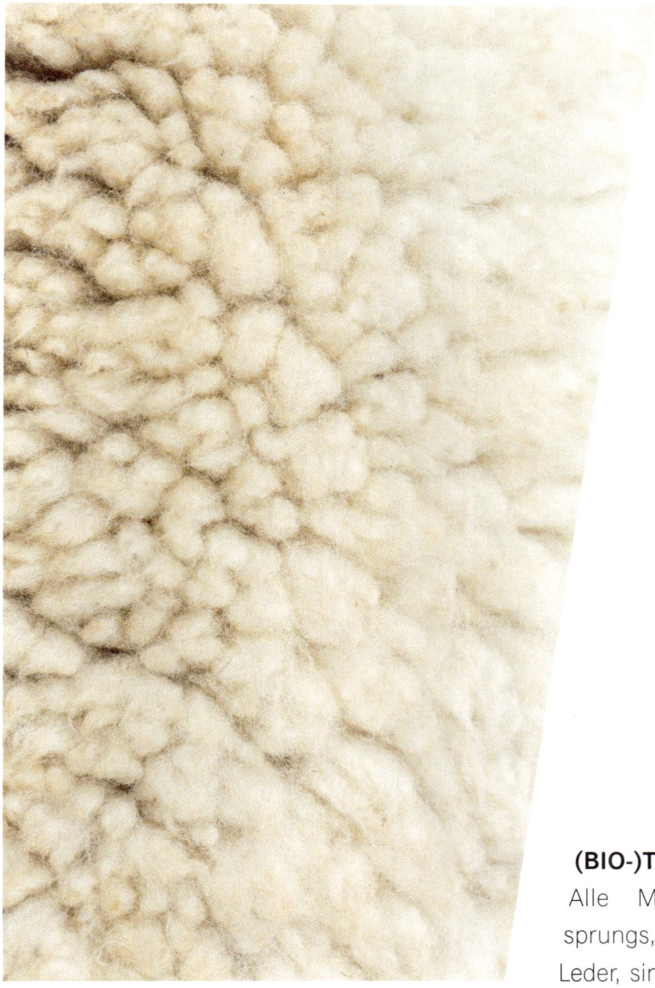

(BIO-)TIERMATERIALIEN

Alle Materialien tierischen Ursprungs, etwa Wolle, Seide oder Leder, sind sehr hochwertig und weisen einzigartige Trageeigenschaften auf. Leider herrschen in der kommerziellen Tierzucht und Massentierhaltung heutzutage oft untragbare Bedingungen, welche es möglich machen, dass z. B. ein Wollpullover im Handel schon für 15 Euro angeboten werden kann. Darum sollte bei Produkten tierischen Ursprungs unbedingt auf einen Hinweis auf kontrolliert biologische Tierhaltung (kbT) geachtet werden. Dort werden nicht nur weniger Chemikalien eingesetzt, auch sind gewisse Schur- oder Gerbverfahren verboten.

PFLEGE, AUFBEWAHRUNG UND ORGANISATION

DA SIE JETZT IHRE PERSÖNLICHEN LIEBLINGSTEILE IM KLEIDERSCHRANK HABEN, MÖCHTEN WIR NATÜRLICH AUCH, DASS DIESE IHNEN SO LANGE WIE MÖGLICH FREUDE MACHEN. DAHER HABEN WIR HIER EIN PAAR EMPFEHLUNGEN ZUR REINIGUNG, AUFBEWAHRUNG UND PFLEGE IHRER KLEIDUNGSSTÜCKE.

PFLEGE: WIE WASCHEN SIE NACHHALTIG?

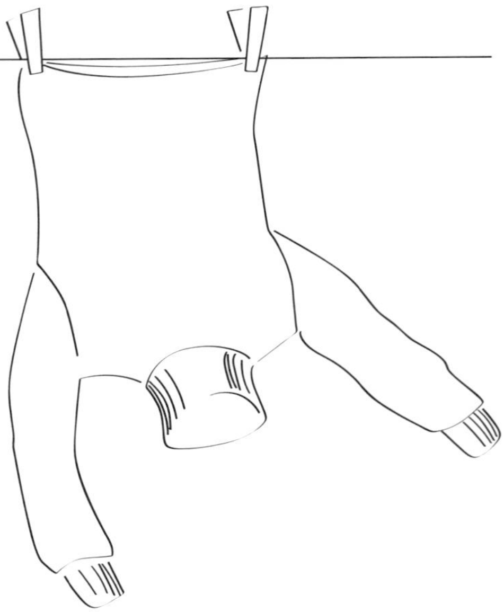

Damit ihr Kleidungsstück möglichst lange schön bleibt, sollten Sie es nicht zu oft und dann sorgsam waschen. Dazu hier die folgenden Tipps:

- **WIE VIEL GRAD SIND AUSREICHEND?**

Beachten Sie genau die Waschanleitung in ihrem Kleidungsstück und überschreiten Sie keinesfalls die Temperatur. Mit Ausnahme von weißer und stark verschmutzter Wäsche reichen 30–40 °C meist vollkommen aus. Häufig sind unsere Kleidungsstücke ohnehin nur gering verschmutzt oder sogar nur verschwitzt. Achten Sie außerdem bei empfindlichen Materialien darauf, sie im Waschbeutel in die Maschine zu geben und die Schleuderzahl zu reduzieren. Wollwaren sollten nur sehr selten und schonend gewaschen werden, also entweder mit Handwäsche oder im Wollprogramm der Waschmaschine ohne Schleudern. Oft genügt es, Wollkleidung gut zu lüften.

• WIE VIEL WASCHMITTEL BRAUCHE ICH?

Hier gilt, weniger ist mehr: Etwa zwei Drittel der Herstellerempfehlung sind ausreichend. Zudem gilt: Flüssigwaschmittel direkt in die Trommel, Waschmittelpulver in die Schublade. Das lässt auch die Waschmaschine länger leben.

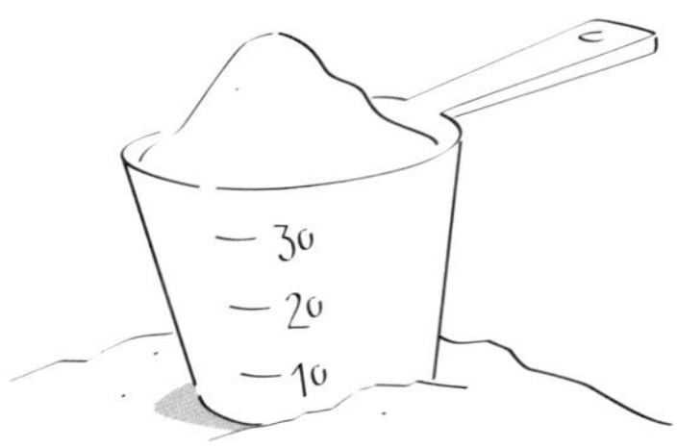

• THEMA: WEICHSPÜLER

Er ist für den Waschvorgang bzw. die Reinigung nicht erforderlich, sondern wirkt mit seinen Tensiden nur einer Versteifung der Materialien entgegen.
Aus ökologischer Sicht sind die Tenside in den Weichspülern mittlerweile zwingend biologisch abbaubar, trotzdem belasten sie die Umwelt noch, denn die Duft-, Konservierungs- und Farbstoffe können extrem giftig und damit umweltbelastend sein. Mittlerweile gibt es allerdings auch umweltfreundliche Weichspüler und duftfreie Wäschespülungen. Diese könnten eine gute Alternative darstellen.
Funktionskleidung und Handtücher sollten nie mit Weichspüler in Berührung kommen. Funktionskleidung verliert die Atmungsaktivität und Handtücher sind weniger saugfähig. Wenn es sich also vermeiden lässt, ist von Weichspülern eher abzuraten.

AUFBEWAHRUNG UND ORGANISATION DES SCHRANKRAUMS

SO BLEIBT IHR SCHRANK LANGFRISTIG SCHÖN UND ORDENTLICH:

• PLATZ/BÜGEL FÜR JEDES KLEIDUNGSSTÜCK

Der Schrank sollte groß genug sein für alle Kleidungsstücke. Jedes Kleidungsstück sollte seinen eigenen Bügel haben, so kann es nach dem Tragen oder Waschen dorthin zurückgehängt werden.

• AUFROLLEN VON KLEIDUNGSSTÜCKEN

Manche Kleidungsstücke kann man gut aufrollen, um sie in Schubladen aufzubewahren. So kann man sie nebeneinanderlegen und hat bei geöffneter Schublade von oben alles im Blick und kann ein Teil herausnehmen, ohne die anderen umsortieren zu müssen. Ideal für knitterfreie Materialien, Strickstoffe und Jerseys.

• MARIE-KONDO-FALTMETHODE

Durch diese spezielle Faltmethode bringen Sie Kleidungsstücke auf ein nahezu identisches Maß und können sie einfach und übersichtlich nebeneinander anordnen. Und das Ganze sieht außerdem sehr hübsch aus.

MARIE-KONDO-FALTMETHODE

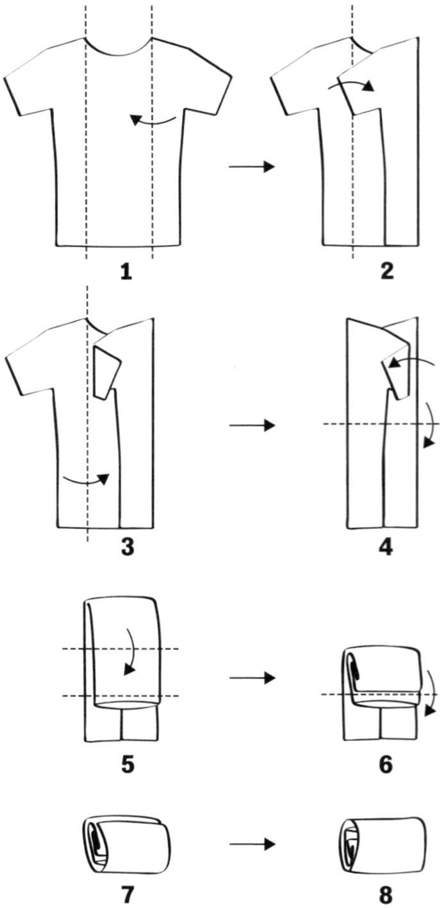

AUFARBEITEN: REPARIEREN, UPCYCLEN, RECYCELN

• REPARIEREN

Selbst wenn Sie in hochwertige und langlebige Lieblingsstücke investiert haben, ist irgendwann die Lebensdauer des Kleidungsstückes begrenzt. Prüfen Sie, ob es repariert werden kann. Bringen Sie Ihre Schuhe zum Schuster oder fragen Sie den Schneider, ob die Seidenbluse, die Hose oder der Mantel ausgebessert werden können.

• UPCYCELN

Falls Sie bemerken, dass Sie ein Kleidungsstück aus einem bestimmten Grund nicht gern tragen, ändern Sie es entsprechend. Kürzen Sie z.B. die Hose oder die Ärmel ein wenig, ändern Sie den Ausschnitt oder Kragen, trennen Sie Nähte auf oder setzen Abnäher. Werden Sie kreativ! Vielleicht kreieren Sie so mit ein paar kleinen Veränderungen Ihr neues, persönliches Lieblingsteil. Oder schenken Sie dem Kleidungsstück ein komplett neues Leben, indem Sie z. B. aus der kaputten Lieblingsjeans ein kleines Täschchen für Stifte oder Kosmetik machen.

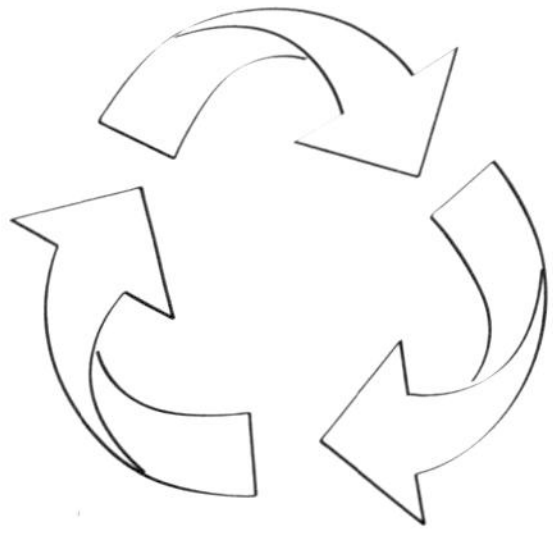

INSPIRATION UND INTERESSANTE ADRESSEN

FILME

The True Cost – Der Preis der Mode
Minimalism – A Documentary About the Important Things
For the Love of Fashion

BÜCHER

Anuschka Rees: Das Kleiderschrank-Projekt. Systematisch zum eigenen Stil und zu bewusstem Modekonsum
Lina Jachmann: Einfach Leben. Der Guide für einen minimalistischen Lebensstil

INTERESSANTE WEBSITES /ONLINE-MAGAZINE

eco-age.com
fairaporter.com
fashionrevolution.org
getchanged.net
katefletcher.com
kirstenbrodde.de
kleiderei.com
konmari.com
mochni.com
notanotherwomanmag.com
peppermynta.de

IM SHOOTING VERWENDETE MARKEN

Kleidung: JAN 'N JUNE, Kings of Indigo, Patagonia, Filipa K, Kleiderei
Schuhe: Nine to Five, Veja
Accessoires: Nina Kastens, Alessya Orlowa, Cambridge Satchel Company, Bridge & Tunnel

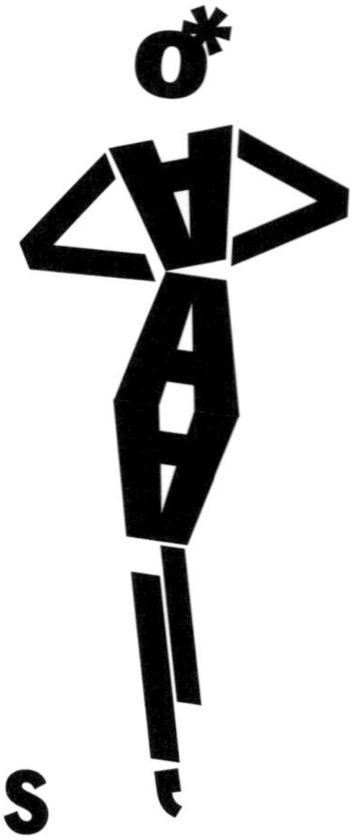

»DAS GEHEIMNIS DER ELEGANZ LIEGT IN DER SCHLICHTHEIT.«

CHRISTIAN DIOR

INFLUENCER

Anuschka Rees, Berlin	@anuschkarees
Alias Louise, Lille	@aliaslouiseblog
At Least, Berlin	@atleastblog
a.style by Alina, Linz	@astylelnz
Madeleine Alizadeh, Wien	@dariadaria
Die Konsumentin, ehem. Kunstkinder Mag, Lüneburg/Hamburg	@diekonsumentin
Emma Watson, London	@emmawatson
Marie Nasemann, Hamburg	@fairknallt
Leonie, München	@glowingleonie
Alf-Tobias Zahn, Berlin	@alftobiaszahn
Mia, Berlin	@heylilahey
Jäckle & Hösle, Berlin	@jaeckleundhoesle
Jenny Mustard, Berlin	@jennymustard
Justine kept calm and went vegan, Wien	@justinekeptcalmandwentvegan
Karen Fleischmann, Zürich	@karenfleischmann
Kim Gerlach, Malmö/Mainz	@kimgoesoeko
Corinna, Stuttgart	@kissenundkarma
Lucy Siegle, London	@theseagull
Manon Lecor, Saint-Malo	@manonlecor
Mari Dalor, Bremen	@maridalor
Melanie-Jasmin Jeske, Hamburg	@melodie_michelberger
Marisa, Nürnberg	@my_fairladies
Phoebe Nicette, Berlin	@phoebenomenal
Nina/pink & green, Berlin	@pinkgreenblog
Lori Nguyen, Hamburg	@sloris_
Amina Stella Steiner, Wien	@_stellamina_
stryleTZ, Hamburg	@stryle_tz
Julia und Anna, Köln,	@subvoyage
Franziska, Konstanz	@veggie_love
Anna Schunck & Marcus Werner/ *Viertel vor*, Berlin & Brandenburg	@viertelvormag

REGISTER

A
Active Type 39, **56–59**, 115, 124-125
Ausmisten **16–25**, 30

B
Basics 42, 46, 50, 54, 58, **68**, 71
Baumwolle 146

C
Capsule Wardrobe 11, **60–132**
Checklisten
  Aussortieren 19
  Grundgarderobe 66
  Qualität 144
  Stilfindung 21–23
  Welcher Fashion-Typ sind Sie? 34–39

E
Eco Fashion **134**, 142
  Siegel 136
Einkaufen 14, 16, 50, 133, 134, 140, 142

F
Fair Fashion 7, 134, 142
  Siegel 136
Fashion-Typen
  Active Type 39, **56–59**, 115, 124–125
  Fast-Fashion-Victim 39, **52–55**, 115, 122–123
  Frequent Traveller 39, **41–43**, 114, 116–117
  Millefleurs-Minimalist 39, **44–47**, 114, 118–119
  Mode-hat-keine-Prio-Typ 39, **48–51**, 114, 120–121
Fast Fashion 7, 14, **16**, 39, 52–55, 115, 133
Fast-Fashion-Victim 39, **52–55**, 115, 122–123
Fehlkäufe 54, **140–142**
Flohmarkt 26, 44, 46, **138–139**
Frequent Traveller 39, **41–43**, 114, 116–117

G
Grundgarderobe 62–69, 116–125, 129

K
Key-Pieces 42, 46, 50, 54, 59, 116–125
Kondo, Marie 30, 152
Konsum 11, 16, 140, 142, 144,

L
Lyocell 147

M
Materialien 7, 42, 46, 50, 54, 58, 131, 134
  Baumwolle 146
  Lyocell 147
  Modal 147
  Qualität prüfen 144
  Siegel 136
  Synthetische Materialien 148
  Tiermaterialien 149
  Viskose 147
Methoden
  Falten 152
  Ausmisten 18–24
Millefleurs-Minimalist 39, **44–47**, 114, 118–119
Minimalismus 11, 14, 71, 134,
Modal 147
Mode-hat-keine-Prio-Typ 39, **48–51**, 114, 120–121

N
Nachhaltigkeit 7, **26**, 66, 134, **136**, 142
  Siegel 136

O
Outfit 23, 35, 36, 37, 60–71, 128–131

P
Pflege *siehe* Waschen

Q
Qualität 7, 14, 42, 46, 50, 54, 68, 137, 138, 142, **144**

R
Recycling 29
Reparieren 153

S
Secondhand 28, 46, **138**, 142
Siegel 136
Slow Fashion 134
Stil 7, 11, 21, 22, 33-39, 63, **126**
Synthetische Materialien 148

T
Tauschen 11, 27
Tiermaterialien 149

U
Upcycling 153

V
Verarbeitung 144
Verkaufen 26, 29
Vintage 28, 46, 138
Viskose 147

W
Waschen 150–151

DANK

Ein Dank geht an das ganze Shooting-Team, das uns tatkräftig dabei geholfen hat, dieses Buch zu bebildern, insbesondere an unsere Fotografin Lena Scherer und Lisa Scharff für Organic Hair und Make-up. Ihr ward toll!
Darüber hinaus danken wir auch allen JAN 'N JUNE-Mitarbeitern für das Rückenstärken, wenn wir mal wieder in Sachen Buch unterwegs waren. Sie haben die Stellung gehalten und dafür gesorgt, dass das Unternehmen reibungslos weitergelaufen ist.
Ohne den DK Verlag wäre dieses Buch natürlich auch nicht entstanden und wir sind sehr glücklich, dass wir es schreiben durften und bei allen Formalitäten als Autorenneulinge so viel Unterstützung vom Verlag und den Lektoren bekamen. Vielen Dank!
Danke Ruth, Bernd und Wioletta für Eure Unterstützung bei allem, was wir aushecken.

ÜBER DIE AUTORINNEN:

Die Autorinnen Anna Bronowski und Juliana Holtzheimer gründeten 2014 mit 24 Jahren aus Eigenbedarf das nachhaltige und faire Modeunternehmen JAN 'N JUNE. Die Idee kam den Hamburger Studentinnen bei einem Glas Wein in der Sternschanze. Nachhaltige Materialien, eine faire Produktion, bezahlbare Preise und ein minimalistischer Look sollte die Kleidung auszeichnen. Die erste Kollektion wurde über ein Crowdfunding finanziert. Heute gibt es JAN 'N JUNE neben dem eigenen Online-Shop in weltweit über 50 Läden zu kaufen. Das Unternehmen sitzt in Hamburg und ist nach den Geburtsmonaten der Gründerinnen – Januar und Juni – benannt. Juliana lebt in Hamburg, Anna pendelt zwischen Hamburg und Dubai.

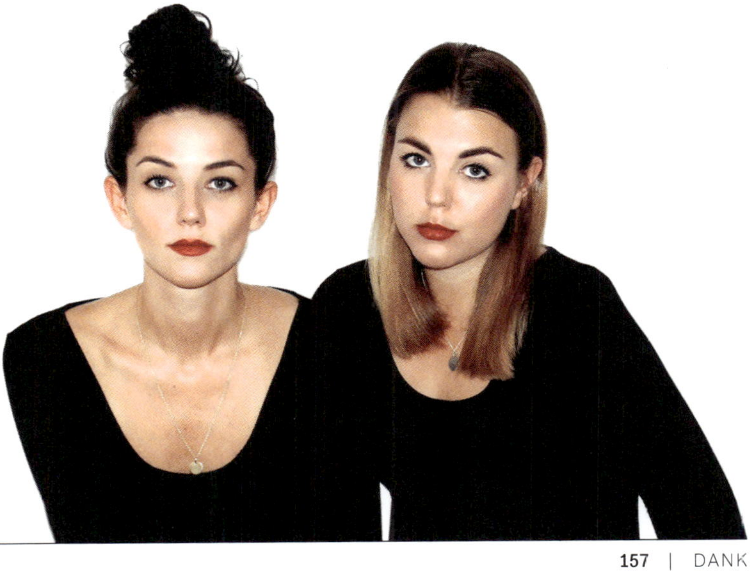

DK | Penguin Random House

Text Anna Bronowski, Juliana Holtzheimer
Fotografie Anna-Lena Scherer,
außer: Bilder S. 64 / 65 JAN `N JUNE,
S. 64 iStockphoto.com: MarisaLia (b/Jeanshose),
S. 114 iStockphoto.com: MarisaLia (t/Jeanshose),
S. 146 123RF.com: Anastasy Yarmolovich / neirfy,
S. 147 123RF.com: montian noowong / keantian,
S. 148 123RF.com: sirikorn thamniyom / sirikornt,
S. 149 123RF.com: Phanuwat Nandee / phanuwatnandee
Lektorat Anna Güllicher-Loll
Illustrationen, Cover, Innengestaltung, Typografie, Realisation Jürgen Katzenberger

Für den DK Verlag:
Programmleitung Monika Schlitzer
Redaktionsleitung Caren Hummel
Projektbetreuung Elena Bruns
Herstellungsleitung Dorothee Whittaker
Herstellungskoordination Arnika Marx
Herstellung Claudia Bürgers

ISBN 978-3-8310-3446-8

Repro Farbsatz, Neuried/München
Druck und Bindung TBB, Slowakei

FSC www.fsc.org MIX Aus verantwortungsvollen Quellen FSC® C022120

Besuchen Sie uns im Internet
www.dorlingkindersley.de

Hinweis
Die Informationen und Ratschläge in diesem Buch sind von den Autoren und vom Verlag sorgfältig erwogen und geprüft, dennoch kann eine Garantie nicht übernommen werden. Eine Haftung der Autoren bzw. des Verlags und seiner Beauftragten für Personen-, Sach- und Vermögensschäden ist ausgeschlossen.